KB176113

슬기로운
난임생활

슬기로운 난임생활

초판발행 2020년 12월 1일
초판 2쇄 2021년 07월 10일

지은이 김여희
펴낸이 채종준
기획·편집 신수빈
디자인 홍은표
마케팅 문선영·전예리

펴낸곳 한국학술정보(주)
주 소 경기도 파주시 회동길 230(문발동)
전 화 031-908-3181(대표)
팩 스 031-908-3189
홈페이지 http://ebook.kstudy.com
E-mail 출판사업부 publish@kstudy.com
등 록 제일산-115호(2000. 6. 19)

ISBN 979-11-6603-212-7 03510

이 책은 한국학술정보(주)와 저작자의 지적 재산으로서 무단 전재와 복제를 금합니다.
책에 대한 더 나은 생각, 끊임없는 고민, 독자를 생각하는 마음으로 보다 좋은 책을 만들어갑니다.

● 난소 기능성 저하에서 쌍둥이 임신 자연분만 출산까지 ●

슬기로운
난임생활

김여희 지음

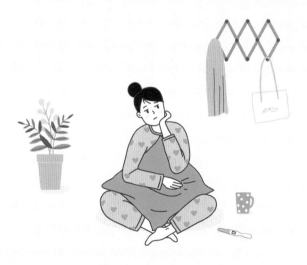

이담
Books

～～～～～～～～～～～～～～～～～～～～

　본격적으로 '글 쓰는 자'를 꿈꾸기 시작했던 건, 두바이에서 머물던 20대 후반부터였습니다. 높이 떠 있는 별처럼 빛나던 부르즈 칼리파를 보며, 혼자 카페에 앉아 글을 썼어요. 그렇게 그리움을 달랬습니다. 아무도 읽을 리 없는 혼자만의 여행 일기였지요.

　30대 중반, 어느 여름날부터 저는 글을 쓰기 시작했습니다. 이제는 읽어달라고 작정하며 쓰는 글입니다. 근 10년이 다 되어가도록 촘촘히 글을 써왔는데 하필 저의 첫 글이, 난임 일기가 될 줄은 몰랐습니다.

　혼자 끄적이는 글이 아닌, 누군가가 읽어줄 글을 처음 쓰게 되어 기뻤어요. 한편으론 창피하다는 생각이 들었습니다. 난임이라는 단어는, 이토록 제게 어려운 단어입니다. 769일 동안 난임의 강을 건너 39주 1일 만에 쌍둥이를 만났는데도, 난임이라는 단어가 쉽지 않아요. 아직도 아픈 단어입니다. 누군들 '난임'이라는 글자에 반가워할 수 있을까요.

해를 거듭할수록 난임 인구는 증가하는 추세지만, 그 안에 제가 들어가게 될 줄은 몰랐어요. 임신이라는 단어에, 한 번도 의구심을 가져본 적이 없었습니다. 그런데 인생은, 제게 난임이라는 글씨가 적혀진 카드를 내밀었어요. 30대 초반의 파릇파릇 새댁에게 말이지요. 그리고 형편없는 그림의 퍼즐 조각들만 내어놓으며 제게 '아이'를 맞추라 했습니다. 고난도의 퍼즐 판. '언제까지'라는 단서는 주지도 않아서 가혹했고, 막막했습니다.

정확한 검사 결과 앞에서 저는 눈을 감고 귀를 닫았습니다. 이 사정, 저 사정 헤아려주지 않던 난소 기능 수치는 하루하루 사채업자처럼 압박해왔지만 배란일을 잡아 자연임신에 성공해보겠다고 날짜에 매달렸어요. 불타오르던 어느 날, 남편의 성욕은, 배란일까지 꾹꾹 눌러 담았습니다. 뜨거울 리 없던, 낮져밤져 숙제하는 밤을 숱하게 보내고 난 후에야, 의미 없는 배란일 테스트기와 대답 없는 임신 테스트기를 오가며 여러 날을 허비한 후에야, 난임학교에 들어갔습니다.

어렵게 들어간 난임학교에서도 정착하지 못한 부진아로 여러 곳을 돌았습니다. 부산을 시작으로 서울, 대구, 광주까지. 그러다 '약물 앞에 저반응군'이라는 새로운 사실도 하나 곁들이게 되었어요. 그야말로 꼴찌 중의 꼴찌. 난자 채취에서만도 공난포만 기록하다 한 달 한 달 7번의 채취를 거쳤습니다. 그렇게 애타는 하루하루를 보내다 769일 만에 남매둥이를 자연분만으로 출산하게 됐습니다. 조산 위험을 걱정하던 제게, 아이들은 39주 1일 동안 머물다 3.07kg, 2.67kg 건강한 남자아이와 여자아이로 손을 꼭 잡고 나타났습니다.

시작하고 싶지 않던 난임의 기록들이, 빛나는 우리 아이들을 만나기 위한 자랑스러운 여정이 되었습니다. 할랑할랑 여행 에세이를 쓰고 싶었던 저의 첫 글은 지금도 쉽지 않은 단어, 난임으로 시작합니다만,

난임이란 내겐 없는 단어라 생각하는 20대 후반의 여성들에게,

마음만 먹으면 언제든지 임신할 수 있을 거라 생각하는 파릇파릇한 새댁들에게,

우연히 난임 인구에 속하게 되었는데도 여전히 배란일에 연연하는 커플에게,

'마음만 편히 먹으면 삼신할매가 아이를 점지해준다.'라는 말을 믿으며 넋 놓고 마냥 기다리는 부부에게,

시험관 시술 중, 이식 실패로 힘들어하는 난임학교 동문들에게,

'나는 엄마가 될 수 있을까.' 시시때때로 코끝이 시큰거리는 그대들에게,

든든한 난임 일상의 친구가 되길 바라는 마음으로 씁니다.

이렇다 할 이정표 없이 눈 덮인 들판을 걷던, 춥고 막막했던 그 날들을 떠올리며 제가 걷던 발자취가 마음 한편 위안과 희망이 되었으면 좋겠다는 마음을 담아 씁니다. 이식 실패도 아니라 난자 채취에서부터 매번 실패의 역사를 기록했던 저도 쌍둥이 엄마가 되었습니다. 인생이란 참 아이러니하다는 생각이 들어요. 화분에서 틔우는 초록 초록한 새싹만 봐도 눈물이 나던 제가, 이제는 '엄마 재 흙

먹어.' 흙 파는 아이 하나와 잎 뜯는 아이 하나 사이에서 1,023일째 육아 전쟁 중이니 말이에요.

'난임 기록치고는 769일이란 너무도 짧지 않으냐, 네가 7년의 고통을 알아?'라고 말할지도 모르는 누군가가 있다면 '공난포의 공포를 알아?'라고 반문해보며 난소 기능 저하 저반응군의 난임 일기를 시작합니다. 제 상처를 내보입니다. 모두, 상처가 남긴 흉터가 훈장이 되는 순간을 어서 맞이했으면 하는 바람입니다.

| 목차 |

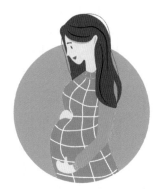

Chapter 4 병원 투어에서 시술, 이식 성공까지

Chapter 5 출산 성공해야 비로소 난임 졸업!

Chapter 6 난임 극복 가이드 Q&A

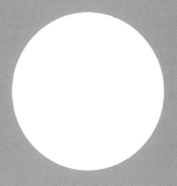

내가 난임 판정을 받다니

다른 사람 이야기

인생이란 시시때때로 과제란 걸 내어놓는다. 사회적으로 무언가 해야 할 나이. 그 시기에 닥칠 때마다 부담감이 스멀스멀 밀려온다. 언제나 그렇듯 늘 숙제는 만만치 않다. 마치기도 어렵지만, '잘'하기란 더더욱 쉽지 않아서 문제다.

졸업을 앞둔 20대 중반엔 취업이라는 관문을 통과하고 나면 30대 초반 즈음 결혼이라는 과제가 생긴다. 결혼과 동시에 임신과 출산 이슈 등 끊임이 없다. 인생이 시기별로 내어주는 큰 고개는 매번 경사가 완만하지 않다. 물론 남들이 징해놓은 길을 고스란히 걸을 필요는 없다. 시기란 것이 꼭 정해진 것도 아니다. 하지만 스트레스와 부담감이 목까지 차오른다. 남들이, 혹은 사회가 던지는 이슈와는 관계없이 당당히 '마이웨이'를 외치는 사람이 몇이나 될까. 옆을 힐끗거리지 않고 묵묵히 걷는 사람들이 과연 얼마나 될까. 그러다 남이 던진 사소한 질문에 속까지 뒤틀리기도 한다. 질문은 늘 쉽게 날아온다. 막상 나가는 대답은 늘 어눌하거나 무겁다. 반감이 일렁거린다.

30대 초반, 결혼이라는 가파른 경사를 힘들게 올랐다. 내려가고 나니 인생은 살며시 임신이라는 카드를 내밀었다. 임신이라는 단어에 한 번도 의문을 가져본 적은 없었다. 결혼을 하고 나면 으레 되는 게 임신이라고 생각했다. '네 (생물학적) 나이가 좀 많지 않니?'라는 뉘앙스를 포착할 만한 늦은 나이도 아니었고 '이제 신혼의 즐김은 충분치 않니?'라는 물음에 뜨끔할 만한 결혼 몇 년 차 새댁도 아니었다. 30대 초반의, 막 결혼한 신상 새댁이었다. 물론 '난임'의 '난'자도 생각해보지 않았었다. 내가 난임 판정을 받기 전까진 말이다.

뜬금포 난임 검사

얼마 전 한 리얼리티 프로그램에서, 몇몇 남자 연예인의 남성 호르몬 수치 검사 결과를 둘러싼 에피소드가 방송되었다. 어느 한 비뇨기과에서 정자 검사를 한 뒤 이야기를 나누는 장면이었다. 대부분 40~50대의 남성들이었지만 9.87, 9.24, 6.13, 2.51 호르몬 수치는 제각기 달랐다. 남성 호르몬 수치는 정자의 활동성에 매우 큰 영향을 미친다. 소변 줄기로도 자신감이 달라지는 남자들 사이에서, 단연 호르몬 수치 결과는 호기심을 자아내기 충분했다. 역시나 나이에 비해 높은 수치가 나온 남성이 면면히 미소를 지었다.

또 다른 토크쇼 프로그램에서 여자 연예인은 "요즘 앞서

나가는 신여성을 보니까 난자를 냉동 보관하더라."는 말과 함께 본인은 노산에 대비해 난자 26개를 냉동시킨 '난자 왕'이라 소개하기도 했다.

결혼과 임신, 출산의 시기가 늦춰지면서 남성, 여성 호르몬 수치에도 관심을 두는 사람들이 늘었다. 나는 나보다 3년 먼저 결혼한 친구를 따라 우연히 난임 검사를 받게 되었다. 결혼하기 전, 보건소에서 받았던 산전검사 결과로는 이상 무. 굳이 받지 않아도 될 난임 검사였지만, 괜한 호기심이 발동했다. 현대 의학으로는 설명할 수 없는 수치라며 높은 남성 호르몬 수치에 기뻐한 남자 연예인의 심리와 난자왕임을 자랑하던 여자 연예인의 심리와 비슷한 마음이었을 테다.

결혼 고참 친구가 난임 검사 결과를 전했다. '한쪽 나팔관은 막혀있다던데, 난소 나이는 내 나이보다 더 어리게 나왔어.'

새댁에게 생소하기 그지없던 낯선 단어 중 유일하게 내

머릿속에 와 닿았던 건 '어리다'뿐이었다. '내 난소 나이는 이 친구보다 더 어릴 거야.'라고 막연하게 치부했던 건 아니었을까. 단순한 비교에서 나온 얄팍한 자신감이 나를 난임 검사로 이끌었다. 친구 따라 난임 검사받으러 가는 새댁. 흔치 않은 성격임엔 분명했다. 병원 검사란, 미리미리 받아보는 것도 나쁘지 않았다는 생각도 들었다. 어찌됐든 유별난 연유로, 난임계에 입문하게 된 것이다.

아마 지금 이 글을 읽는 순간에도, 산전검사와 난임 검사가 파릇파릇한 새댁에게 무슨 소용이야. '나와는 상관없는, 다른 사람의 이야기'라고 생각하시는 분들이 많을 것 같다. 나 역시도 여태 스스로 '난자 여왕'인 줄 알았을 만큼, 그런 사람 중 한 사람이었으니까.

03

나팔관 조영술

병원을 찾기 전, 그래도 불안한 마음에 먼저 난임 검사를 받아봤던 친구의 결과를 살포시 물어봤다. 친구의 난임 검사 결과는 이랬다.

[나팔관 한쪽 막힘.
난소 나이 생물학적 나이보다 2살 정도 어림.]

친구는 결국 인공수정 시술을 결정했다고 한다.

솔직한 심정으론, 친구의 난임 검사 결과를 듣고서 약간의 안도감을 느꼈다. '나는 이 친구보다 생리 주기가 규칙적이다. 나는 이 친구보다 운동을 꾸준히 해왔다.' 그저 친구의 난임 검사 결과지를 전해 들었을 뿐인데, 내 마음은 지극히 단순한 비교법으로 스스로 위안으로 삼고 내 상태는 더 나을 것이라는, 결론을 도출해내는 중이었다. 사람 마음이란 참으로 간사했다. 그 당시의 가증스러웠던 마음은, 순전히 불안 심리에서 왔던 것으로 핑계 삼아본다.

나는 생리 시작 후, 6~11일째에 맞춰 영상의학과를 찾았다. 시술 6~8시간 전부터 했던 금식으로 배가 고팠다. 나팔관 조영술 시술의 '극심한 고통', 사전 정보를 접하고 더 무섭기도 했다. 차가운 진료실 베드에 누워 배고픔과 두려움 사이에서 몹시 떨었다. 기계 삽입 후, 조영제가 들어가는 느낌. 타들어 가는 듯한 고통의 2~3분을 보냈다. 나도 모르게 짐승의 울부짖음과 같은 외마디 소리를 흘려보냈다. 물론 사람마다 다르겠지만, 내가 받은 갖은 검사 중 손에 꼽을 만한 고통의 나팔관 조영술이었다.

결과는 나 역시 친구와 마찬가지로 한쪽 나팔관 폐쇄였다. 막힌 나팔관으론 조영제가 통과되지 않았다. 의학 지식이 1도 없는, 모르는 이의 눈으로 봐도 한쪽 막힘이었다.
친구도 한쪽 나팔관 폐쇄라니까, 또다시 몹쓸 비교법으로
마음은 나 자신을 다독거리기 시작했다.

　괜찮아, 친구도 그렇다는 걸 보니, 나팔관 한쪽 막힘이
심각한 건 아닐지도 몰라.
　괜찮아, 자궁 내부 모양 등은 이상이 없다고 하니.
　괜찮아. 나팔관 조영술 후에 오히려 자연임신이 잘되는
경우도 있다더라.

04

난임 너야 너,
제 난소 기능 수치 점수는요

'오늘 밤 주인공은 나야 나.'

늘 주인공을 꿈꾸면서도, 막상 한 발 뒤로 물러서고 싶을 때가 있다. '너야 너.' '지목하지 말아 줄래. 그냥 지나가 주겠니.' 발조차 담고 싶어지지 않을 때. 하지만 인생이란 날 좋아해 주는 상대처럼 호의적일 때보다 밀땅하는 썸남처럼 굴 때가 많다. 딱 견딜만한 정도의 절망감 속에 던져놓았다가, 잠시 희망의 나락에 살포시 담금질해주는 친절함을 잊지 않는 조련사 같기도 했다. 마음의 근육을 다져보렴, 강하게 훈련시키는 것처럼.

평소 내 건강을 살펴보자면, 말랐지만 몸무게보다 근육량이 많은 편이었다. 기초대사량은 높았고 그래서인지 늘 체력은 좋은 편이었다. 생리통이 심하긴 했지만 생리 주기는 무서우리만큼 정확했다. S라인 몸매는 아니어도 요가와 자전거로, 나름 다져졌다 할 만한 몸매였다. 고로, 나는 아니었다.

그런데 난데없이 너야 너. 인생이 나를 지목했다. 난소 기능 저하가 극심한 너의 수치는 0.87. 전국의 가임기 여성들 101명을 대상으로 줄을 세운다면 하위권에 속할 너는 "축하합니다. 난임 지원 대상입니다." 20대 후반 정도는 됨직하다 느껴왔던 내 30대 초반 생물학적 나이는, 실은 40대 중반대의 생식능력을 말하고 있었다. 믿을 수 없는 검사 결과에 주먹이 불끈 쥐어졌지만 0.87이라는 수치는 내게 속삭였다.

'분노할 시간도 없어.'

이제 막 달콤한 신혼을 즐겨야 할 시기, 내게 갑자기 던져진 현실이 당혹스러웠다. 그리고 이내 서글퍼졌다. 겉은 초록초록한데 실상 한번 만지고 나면 금세 바스러져 버리는 마른 잎이 돼 버린 듯했다. 이미 바스러져 조각난 마음을 안고 먹먹해진 걸음으로 병원에서 나왔다.

05

현실 부정 속,
엉뚱한 시도

난임병원을 다시 찾을 때까지는 6개월이라는 시간이 걸렸다. 40대 중후반의 난소 나이일지라도, 나팔관 한쪽 폐쇄일지라도, 기적이 찾아올지 모를 일이었다. 나팔관 조영술 이후 자연 임신이 되는 사례도 종종 있으니 말이다. 심각한 현실 앞에서 인정하고 싶지 않았던 무지한 새댁이었다. 극히 적은 가능성만을 안고 매달 일반 산부인과를 찾아 배란일을 받았다. 병원을 찾지 않을 땐 숱한 배란일 테스트기를 확인한 후, 날 잡기에 돌입했다.

낮져밤져, 19금의 후끈한 밤은 더 이상 없었다. '배란일'이라고 간단명료하게 내민 한 장의 카드 앞에서 남편에겐 부담감과 의무만이 있었고, 아내에겐 조금 늦어지는 남편의 여유로운 샤워도 허락지 않는, 예민함만이 있었다. 다 달이 작정하고 보냈던 뜨거운 밤들에 차가운 실패가 계속되면서 점점 마음이 타들어 갔다.

그 와중에 엉뚱한 시도도 잊지 않았다. 어느 날은 점집을 찾아 "제 사주에, 아이가 있나요?"라고 묻기도 했다. 인터넷에서 '아이 낳는 비법'을 검색하기도 했다. 또 효능이 있다는 식품도 구매했다. 새벽에 관계를 해야 아이가 잘 들어선다는 정보를 듣고 단잠 자는 남편을 새벽에 깨우기도 했다.

막상 불타오르던 신랑에겐 5일간의 금욕을 강요한 후 배란일에 맞춰 관계를 허락하기도 했다. 관계 후엔 다리를 한쪽 벽에 올리고서 머릿속으로 정액이 깊숙이 들어가 자연수정이 되는 상상을 했고, 심지어 씻지도 않은 채 잠이 들기도 했다. 죄다 비과학적인 시도들뿐이었다.

난임 검사 결과지를 받아들고서도 이런 말도 안 되는 시도를 6개월이나 했던 것이다. 과학적인 검사 결과를 받아들이는 이성보다 카더라 통신에 의존해보는 엉뚱함과, 혹시나 하는 기대감의 감성이 더 지배적이었다.

결과를 봤을 때, 그때의 난 매우 어.리.석.었.다.

06

나에겐 아무 일도
일어나지 않았다

내 사회적 나이는 32살이지만 마음 나이도, 그리고 신체
나이도 20대 후반 어느 즈음이라고 생각했다. 하지만 검사
수치가 말해주는 내 난소 나이는 48살. 활기차게 뛰고 있
을 줄 알았는데, 실은 40대 후반의 나이로 느릿느릿 걷고
있었다. 생각보다 빨리, 폐경이 찾아와 멈춰버릴지도 못한
다고 한다. 늘 규칙적인 생리 주기가 자랑이었는데 폐경이
라니 내 몸에 배신감이 들었다. 엄밀히 말하자면, 내 자궁
에 그리고 내 난소에 화가 났다.

슬픈 상황이 되면 그 상황이 말해주는 객관적인 사실보
다 생각에 파고드는 주관적인 감정들 때문에 상황 이상으

로 더 힘들어지는 때가 많다. 난소 기능 수치 0.87이라는 숫자만으로 나는 난임이라는 늪에 점점 빠져들어 가고 있었다. 난임 시술을 본격적으로 시작하기도 전의 일이었다.

요즘 의료기술이 워낙 발달했다 해도, 내 몸에 의료기술이 줄 수 있을 희망의 가능성보다 금방 여자로서의 기능을 상실해버릴지도 모른다는 연민의 감정이 컸다. 또 영영 엄마라는 이름을 가질 수 없을지도 모른다는 불안감의 무게에 짓눌렸다. 난임이라는 단어가 내 일상에 파고든 이래로, 나는 그렇게 빈번하게 눈물을 훔치며 '슬픔 폴더'에 있었다. 또는 '절망 폴더'.

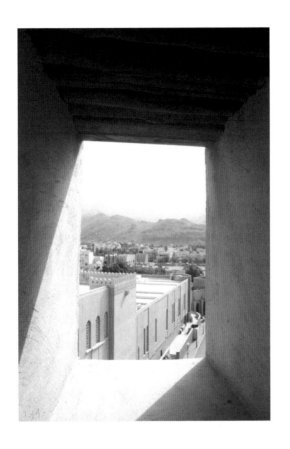

07

인도 친구
아나르의 조언

　나에겐 아주 특별한 친구가 한 명 있다. 두바이에서 살던 시절에 만난 인도 친구 '아나르'다. 까만 피부에 곱슬머리, 쌍꺼풀진 큰 눈에 코끝이 둥글고 입술도 도톰한 게 인도인 중에서도 꽤 잘생긴 외모였다. 회사 드라이버였던 그는 인도에 부인과 어린 딸을 두고 온 기러기 아빠이기도 했다. 아빠라고 하기에 적합한 외모이긴 했지만, 실상 나이는 나보다 어렸다는 게 함정이다. 나름 잘생긴 외모였지만 웃을 때마다 문득문득 드러나는 벌어진 앞니 때문인지, 아나르에게선 바보 냄새가 났다. 회사 월급이 너무 적다며 불평하던, 없는 살림이었어도 그에게는 최신 아이패드가 있었다.

그는 매달 가족들에게 월급을 보냈고, 아내와 어린 딸이 보고 싶을 때는 매번 아이패드 모니터를 붙잡았다. 화면으로 가족을 볼 때마다 히죽히죽 웃던 그였다. 그는 어린 딸의 볼에 비비적거릴 때마다 딸이 울음을 터트린다며 멋쩍게 이야기했다. 표정만으론 이미 볼을 비비고 있기라도 한 듯 행복감과 아련함이 묻어났다.

하루는 고단한 회사 스케줄에 찌든 채로 퇴근하던 길이었다. 얼굴에 수심이 가득, 그늘을 드리우고 있던 내게 그가 물었다.

"욜, 무슨 일 있었어?"

인도인들 특유의 된소리 발음을 듣고 살짝 웃음이 나던 차였지만, 나는 기다리기라도 한 듯 아나르에게 하소연을 시작했다. 업무의 고단함, 동료와의 갈등, 빠듯한 스케줄, 향수병 등…. 넋두리 즈음으로 생각했지만 금방이라도 눈물을 흘릴 듯 점점 울먹이기 시작했다. 그런 내게 아나르는 고개를 좌우로 까딱까딱하며 말했다.

"욜, 회사에서 나오면 회사 폴더는 그냥 닫으면 돼. 그리고 푹 쉬는 거지. 회사 폴더는 일하러 왔을 때만 다시 열고, 그때 생각해. 가족들이 그립겠지만 여기선 지금 그대로를 즐겨봐. 나중에 한국에 돌아갔을 때 두바이를 아쉬워하지 않도록 말이야."

별말 아니었는데, 아나르의 바보스러움 치곤 꽤 그럴듯한 조언이어서 나는 그때 조금 놀랐었다. '폴더에 비유라니.' 아나르 입에서 나온 조언치곤 그의 말들은 기대 이상의 멘트라고 생각했었다. 나는 그 예상 밖의 조언에 위로받았었다. 괴로운 일이 생길 때, 인생의 비스킷 통과 같아서 지금 이걸 겪어두면 나중에 편해진다는 말처럼 난 시시때때로 아나르의 '폴더 닫는 연습'을 상기시켰다. 그의 말대로 폴더를 닫으면 될 일이었다.

하지만 말처럼, 생각처럼 쉽지 않은 게 '내' 마음 관리였다. 난임이라는 단어가 일상에 들어온 이후로 시시때때로 열려있는 난임 폴더 때문에 나는 점점 시들어갔다. 폴더 닫는 연습이 절실했다. 지금 겪는 이 괴로움도, 나중엔 의미 있는 과정이 될 수 있을 거라는 위로가 필요했다.

08

폴더 닫음 vs 현실 도피

'난임'이라는 단어만 받아들고서 그 무게에 짓눌려 지레 우울해하기만 하던 방구석의 나에게, 아직도 자연임신에 대한 희망을 놓지 않고 배란일을 받으러 일반 산부인과를 찾던 나에게, 의사 선생님께서 말씀하셨다.

"배란일 잡는 건, 의미가 없습니다. 시험관 병원으로 가세요."

지금의 내 상황으로선 자연임신도, 인공수정도 의미가 없다며 산부인과에서 내 폴더를 굳게 닫아버렸다. 일반 산부인과에서의 내 차트는 그렇게 일방적으로 닫혔다. 답변이 너무나 냉정해서 더 어이가 없었다. 하지만 이내 '난임 폴더 닫는 연습'을 하는 것이, 현실 도피가 아닐까 하는 생각이 들었다.

그렇게 거절당하고선 터덜터덜, 친정집을 찾았다. 내 사정을 알 리 없는 친정엄마는 "마음을 편하게 먹으면 나중에, 삼신할매가…"라는 말로 여느 때와 다를 바 없는 한 마디를 툭 던졌다. 먹고 있던 흰 쌀밥 위로 눈물이 후드득후드득 떨어졌다. '이럴 때일수록 마음을 편하게 먹어야 해.' '나중엔 다 잘 될 거야.' '삼신할머니 점지를 기다려보자.' 이런 말만큼 막연한 위로가 어디 있을까.

"대체, 무슨 말도 안 되는 삼신할머니 이야기를 자꾸 해!"

한껏 날 선 마음에, 결국 화를 내고 말았다. 여러 번 눈치를 살피고 위로의 말을 곱씹다가, 간신히 위로를 건넸을 애먼 사람이었는데 말이다. 난임 검사 이후 받아든 딸의 초라한 성적표가 자기 탓이라도 되는 양, 덩달아 기가 죽어있던 친정엄마였다. 누구보다 죄인 아닌 죄인으로 살았을 그런 엄마였는데 말이다.

엄마가 무슨 죄라고.

쿨하게 인정하기로 했다

병원에서 객관적인 수치로 대변되는 낮은 자연임신의 가능성을 진단받았다 하더라도 모든 걸 쿨하게 인정하고, 하던 일을 만사 제쳐놓고, 난임병원으로 한걸음에 내달려 갈 사람이 몇이나 될까. '제 몸 상태론, 자연임신이 어렵다고 해요.' 담담히 받아들이고서 활기찬 난임생활을 적극적으로 시작해보마, 열정적으로 달려드는 이는 몇이나 될까.

나는 난임병원의 문을 여는 데만 해도 수개월이 걸렸다.

난임 중에서도 난소 기능 저하라는 단어를 받아들이는 데 수 날이 걸렸다.

난임이라는 단어를 거부하며 '내가 왜?' 물음표만 남발하다 한 달을 그냥 보냈다.

굳이 배란일을 잡아, 애먼 사람만 달달 볶는 밤을 보내며 몇 달을 흘려보냈다.

결국 아무런 진전 없이 우울의 늪에서 헛발질만 하다, 반년을 허비했다.

이제 쿨하게 인정해야만 했다.

자기 연민에 빠져있는 동안 난소 기능 수치는 뚝뚝 떨어지고 있었다.

(분노할 시간도 없어. 연민에 빠질 시간도 없어.)

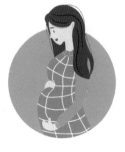

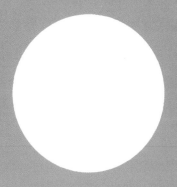

나는 난임에서 벗어날 수 있을까?

난임,
뒤틀린 마음과 마음정리

마음도, 생각도 한번 엉키기 시작하면 매듭이란 게 좀처럼 풀리지 않을 정도로 엉망진창 얽히고 만다. 엉킨 실타래를 풀지도, 어쩌지도 못한 채로 안절부절못하고 있다가 종래에는 마구마구 흐트러뜨리고 만다.

'될 대로 돼라!'

마음이 꼬였을 때의 괜한 인간관계는 관계마저 절망의 구렁텅이로 끌고 간다. 일상이 평화로울 땐 한없이 관대해지는 게 아량이고 단단해지는 건 마음이다. 어느 순간 뒤틀리기 시작하면 바늘 하나 허락하지 못할 정도로 팽팽해

지는 것도 마음이다. 사소한 터치 하나로도 터져버릴 테야
하는 기세로.

어느 날 친구에게서 연락이 왔다. 다른 때였다면 제법
음흉하게, 희희낙락거리며 받아칠 19금 이슈와 핫뉴스였
다. 원래 가장 솔깃한 게 남들 연애사고, 번뜩이게 만드는
건 바로 19금 '낮져밤이' 스토리다. 하지만 의기양양 전해
져오는 '낮이밤이' 소식에 나오는 건 한숨, 뻗쳐오르는 건
분노였다.

새로 만난 지 얼마 안 된 연인과 단 두 번의 하악하악 밤
만에 6주 복덩이를 안게 되었다는 소식이었다. 내 목소리
는 웃고 있었지만, 마음은 괜히 부들부들 떨려왔다. '각자
의 인생 속도, 내 삶의 방향성'을 운운하는 온화한 책 구절
이 와 닿을 리 없었다. 매달 소변에 적셔 확인했던 파란 줄
의 배란일 테스트기에, 임신 테스트기는 늘 빨간 줄 하나
로 응답을 해주던 게 나의 일상이었다. 날짜에 맞춰 의무
감에 하는 잠자리는 더 이상 뜨겁지 않았다. '밤져'. 늘 지
는 밤이 되었을 뿐이다.

대학 동기 중 나를 포함해 셋 남았던 노처녀 친구 중 하나가 "나 결혼해."라고 말하던 어느 날의 고백처럼, 헤어진 연인이 "나 곧 결혼해."라고 어렵게 말하던 또 어느 날의 고백처럼, 그 소식을 듣고 내 마음 한편이 시려왔다. 전화를 끊고 허망한 마음에, 며칠 전 병원에서 받아왔던 배아 둘 사진을 매만져봤다.

잡념들로 머릿속이 바쁠수록 몸은 더 바삐 움직여야 한다. 무의식의 상태로 천천히 냉장고를 열어본다.

끝이 어딜까, 너의 잠재력 (feat. 새댁의 냉장고)

그렇게 많은 것들을 담고 있는지 몰랐다. 아니, 실은 문을 열 때마다 죄책감이 실린 눈길을 잠시 주긴 했었다. 먹다 남은 음식들을 덜어냈다. 미니멀라이프가 대세인 요즘, 비우기가 미덕이라지만 어쩐지 이 작업엔 늘 죄책감과 후련함이 동시에 따랐다. 그리고 '없다, 없다.' 했던 보관 용기들과 '이런 게 언제 있었나?' 싶은 묵은 식자재들, 새삼스럽지도 않지만 놀라운 발견들이 계속됐다.

맛있는 음식들은 그냥 한 끼에 끝냈어야 했다. 나중에 한 끼 더 먹겠다고 아껴놨다가 잊히기에 십상이다. 어차피 시간이 지나도 손이 안 갈 음식들은, 미리 버렸어야 했다. 냉장고 안에서조차 산화될 대로 산화돼 새로운 화학 공식으로 다시 태어나는 일이 없도록. 그러나 매번 흉한 꼴을 보고야 만다.

늘 큰 결심이 필요하다. 아니면 분노의 계기가 필요하거나. 과제와 같은, 냉장고 청소를 할 때마다 묵혀진 것들을 버리는 쾌감이 배가 되고 머릿속 잡념들은 조금이나마 가벼워짐을 느꼈다. 간만에 냉장고 속이 환해졌다. 내 머릿속도 텅 비워졌다.

육즙이 흥건한 소고기 앞에선 배부르다며 무관심하게 굴던 엄마가 남은 음식 앞에서 분주해질 때마다 "대체 왜 그래?" 하며 핀잔을 줬었다. 참 못났다 싶었다. 냉장고 속 묵은 식자재를 없앨 때마다 매번 냉장고 파먹기로 차려진 밥상은 빈번하게 내 차지가 되었다. 남편을 위한 한 끼 밥상에 쏟은 정성이 나만을 위한 혼밥엔 점점 쏟아지지 않았다.

남을 위해 차리는 삼시세끼가 쉬운 일은 아닌지라 이미 질려버린 탓인지. 갓 지은 새 밥은 남편에게 주고 남은 찬밥은 전자레인지에 돌려먹는 날이 늘어났다. 어느새 내 취향을 반영한 메뉴보다는 남편이 좋아할 만한 메뉴로 요리했다. 정말, 요즘 난 많이 달라졌다. 심지어 새로 차린 밥상이 그 자리에서 끝날 때 쾌감을 느끼는 순간들이 늘어났다. 내 만족보다 다른 이의 만족을 살피는 때가 늘었다. 하지만 누구든 혼자 먹는 밥에 인색해져서는 안 될 일이다.

든든한 한 끼는 몸뿐만 아니라 마음마저 채우는 일이므로. 그리고 한 끼, 나를 위한 대접에 인색하지 않을 때 다른 누군가에게도 대접받을 수 있으므로. 혼밥에 당당해질 때 다른 누군가와도 스스럼없이 즐길 수 있으리라. 스스로를 사랑할 줄 알 때, 더 사랑받고 인정받을 수 있으니까. 하여, 나를 위한 요리를 자주 해먹기로 했다.

02

잠시 쉬어가도 괜찮아

    어느 정도 마음의 온기가 채워지니 다시금 슬슬 임신을 향한 안테나가 세워졌다. 2~3개월간 마음뿐만 아니라 자궁도 쉬어간다는 생각으로 많이 보고, 많이 먹고, 많이 돌아다녔다. 몸은 늘 맴도는 일상의 바운더리 안에 있었지만 그 안에서 바쁘게 움직였다.

    많은 영화 속을 거닐었다. 영화 〈하와이언 레시피〉는 '사람은 누군가와 만나기 위해 살고 있다.'라는 대사로 시작된다. 영화를 보며 '곧 만나겠거니, 걸음이 느린 아이를 좀 늦게 만나는 것일 뿐.' 자신을 다독거렸다. '기적은 일어나기 때문에 기적이라 하죠.'로 끝나는 마지막 대사에도 위로받았다. 현재의 고민도, 문득 새삼스럽게 느껴지는 날이 올 거라며. 긍정의 레시피였다. 목감기로 숨소리가 그렁그렁했던 어느 날엔 꿀에 재워서 만들어놓은 도라지 정과를 꺼내어 완성한 나만의 도라지 라떼를 훌훌 불어 마셨다.

겨울의 제주에 들러, 새별 오름에도 올랐다. '초저녁에 외롭게 떠 있는 샛별 같다'해서 '새별'이라는 예쁜 이름이 붙은 오름이었다. 그곳에서 억새들을 차분히 눈에 담고 왔다. 하늘하늘하던 억새들은 차갑게 부는 바람에 그저 내맡기고 있을 뿐이었다. 초저녁에 홀로 떠 있는 샛별처럼 나 역시 외로웠지만, 모두가 나에게 '쉬어가도 괜찮아.'라고 말해주고 있었다. 잠시 바람에 흔들려보라, 말하고 있었다. 중요한 건 조급해지지 않는 것이었다. 초조함이 내 영혼을 갉아먹도록 내버려 두지 않는 것이었다.

봄 즈음, 다시 난임 폴더를 열었다. 시험관 관련 카페에 가입했고 임신에 도움이 될 만한 책도 빌려 읽으며 난임 지식을 넓혔다. 본격적인 병원 쇼핑에 나섰고 병원을 옮기기로 했다. 이식 실패라는 처절한 성적표를 받고 끝났지만 먼 길 오가는 전라도 새댁에게 늘 배려와 따뜻함을 주던 P 대학병원 난임센터는 사무적인 곳이 아니어서 좋았다. 개인적인 말들이 깊이 오가지 않았지만 담담한 말 몇 마디, 내어주는 가이드라인이어도 충분히 전달되는 배려였다 할까. 하지만 부산까지 오가는 동안 내 기력은 더욱 소진되는 것 같아 교통비 절약 겸, 기력 소진도 줄일 겸 가까운 곳에서 병원을 찾으려 나서던 길이었다.

카페의 온갖 수기를 검색해서 찾은 두 번째 병원은 광주 P 산부인과. 산부인과 중에서도 난임으로 알아주는 병원이었다. 시험관 시술로 가장 유명하다던 원장님이 계신 곳이기도 했다. 그중에서도 높은 성공 확률을 자랑하는 선생님을 찾는 것이 삼신할매를 만나는 지름길이다. 그녀는 내게 삼신할매일 것인가. 다른 사람들의 성공 후기에 기대를 걸어보며 광주에서의 첫 시술을 시작했다.

03

아무것도 하지 않는 시간

화요일엔 명상클래스

내가 다니는 절에서는 매주 화요일마다 외국인 스님이 명상을 진행하셨다. 나는 그 시간조차 영어 듣기를 한답시며 귀를 한껏 열어두고 있었다. 스님은 항상 생각을 비우라고 말씀하셨는데, 나는 내 머릿속에 영어 단어들을 하나둘 타이핑하고 있었다. '이제, 영어 듣기는 하지 않아도 괜찮아.'라고 되뇌었지만, 내겐 아직도 영어 듣기가 과제처럼 남아 있었고, 습관이 됐다.

처음 영어다운 영어를 배우기 시작했던 것은 캐나다에 있었을 때였다. 잠자는 동안에도 현지 라디오 방송을 틀어놓고 잠자리에 들었다. 누군가 그랬다. 그렇게 듣다 보면 무심결에 귀가 뚫리는 순간이 온다고. 두바이에선 행여 놓치는 단어 하나하나가 실수가 되었다. 회의 때마다 늘 듣기와 메모를 병행했었다. 영국이나 미국식의 명확한 발음뿐만 아니라 여러 국적의 다른 영어 발음과 억양도 뒤섞인 곳이라 더 예민했었다. 한국에 돌아와 통 · 번역 일을 할 때는 극에 달했다. 기억해서 그대로 토해내어야 했으니 말이다. 이제 쫑긋거리는 귀를 그만 내려놓아도 될 순간이 왔다. 명상클래스에서는 더더욱.

목요일엔 한의원 베드

온몸 곳곳 침이 놓여 있다. 움직이지 않고 TV나 휴대폰을 보지 않는 유일한 시간이다. 눈을 지그시 감은 채 코끝으로는 한약재 향만 맡고 있으려니 문득 새삼스럽다는 생각이 들었다. 잠들 때를 제외하면 하루 중 아무것도 하지 않는 시간은 얼마나 될까. 몸은 움직이지 않는 30분 동안에도 마음은 생각에 빠져 이리저리 헤매고 있을 때가 많았으니 말이다.

매주 화요일과 목요일마다 아무것도 하지 않을 자유, 생각마저도 멈출 수 있는 시간이 보장되었다. 하지만 그 시간마저도 쉽지 않았다. 다른 날엔 더했다. 늘 머리 위로 난임 이슈를 동동 띄워놓고 살았다.

한의원에 다니는 동안, 명상클래스에 가는 동안 연습을 더 해봤다. 머리 위에 늘 동동 띄우고 살았던 생각 구름을 걷어냈다. 오로지 오가는 숨소리에만 집중했다. 뒤로 물러서서 생각과 감정이 오가는 것을 바라보았다. 판단하지 않고 느긋하고 집중된 마음으로. 삶에서 일어나는 모든 소소한 이벤트들을 바꿀 수는 없으니, 그 일들을 받아들이는 방식을 바꾸는 연습을 해야 했다. 난임도 밀당하는 과정 즈음으로 가볍게 생각하기로 했다.

기분 탓인지 모를 일이지만 얼마나 지났을까. 몸에는 점점 따뜻한 기운이 돌았다. 난임에의 잔상에 머무는 시간이 줄었다. 한결 잔잔해졌다.

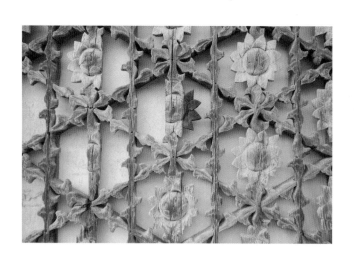

04

난임 일상 속
빛바랜 우정

근 몇 개월 만에, 단짝 친구에게서 카톡이 왔다.

친구는 '뭐 하냐, 밥 먹었냐?' 물음 대신, '잘 지내지?'라는 어색한 안부 인사로 포부를 열었다. 분명 평상시 분위기와는 달랐다. 오랜만에 먼저 연락을 준 친구가 반갑기도, 고맙기도 했었는데…. 결국 친구는 나에게 임신 소식을 물어봤다. 내 안부가 궁금했던 건지, 내 임신 소식이 궁금했던 건지. 친구의 안부마저도 가볍게 넘기지 못하는 내가, 너무 예민한 건가 싶기도 했다. 잠깐 손끝만 닿아도 가시를 바짝 세우는 고슴도치처럼. 하지만, 친구는 질문 몇 개를 더 무심코 던져놓았고 나는 결국 분노했다. 친구는 그저 별생각이 없었고 나는 예민했다.

- 인공수정이랑 시험관은 뭐가 달라?
  - 시험관은 비용이 얼마나 드니?
  - 보통 난자 채취는 몇 개나 되나?

  지금 돌이켜보면 별거 아닌 질문이었다. '그런 건 인터넷에서 찾아보면 되지 않니?' 하지만 마음에 뿔이 난 것처럼 내 대답은 퉁명하게 나왔다.

  - 이식에 실패했다고.
  - 난자마저도 채취하지 못했다고.
  - 네가 묻는 그 '보통'이라는 범주 안에 나는 들지 못했다고.

  전화를 끊고 나서야 친구에게 할 대답이 뒤늦게 생각났다. 가까스로 잔잔히 다스려놓았던 마음이었는데 생각 없이 내뱉는 질문 몇 개에 파란이 일었다. 친구가 난임 정보를 구하기에 나는 사연이 너무 많았다. 적어도 내 기준으론 그랬다. 친구는 심오한 난임 세계를 잘 몰랐으며 타이밍을 잘못 잡았다. 이 냉랭한 기류를 끝으로 그 친구는 한

동안 연락을 하지 않았다. 연이어 던진 돌이, 그저 관심이 었을 수도 있었던 것을. 그땐 옹졸했다.

　하루에도 몇 번씩, 모르는 사람들의 일상마저 곁눈질해 보는 SNS이면서도, 오랜 친구들에게 가볍게 해보는 연락 한 번이 쉽지 않게 되었다. 20대 때의 우리는 별거 아닌 일 에도 마치 대단한 일인 양, 소소한 것들에마저 유난스러웠 었는데…. 20대 때보다 물리적으로 가까운 거리에 사는 30 대의 우리는 심리적으로 사뭇 멀어진 모양새였다. 아닌 게 아니라, 대학에 들어가면서 대학에 따라 멀어지는 친구가 몇, 사회초년생과 취준생 그 갈림길에서 헤어지는 친구도 몇, 한창 결혼 준비 때 청첩장을 주기는 애매한 친구 몇과 청첩장을 줬어도 안 와서 서먹해진 친구도 몇, 시댁이 가진 경제력이나 배경 혹은 분위기에 따라 친구가 몇 멀어졌다.

　임신 여부에 따라 소원해지는 관계도 몇 생겼다. 급기야 임신에 성공한 자와, 힘들게 임신을 준비하는 자 사이에서 의 예민한 긴장감은 오랜 우정도 무색하게 만들었다. 저마 다 각기 다른 인생의 속도에, 빛바래는 우정이랄까. 어쨌

거나 한 치 마음의 여유도 허락하지 않을 정도로 빽빽하게
조여 오는 난임 일상이 주는 버거움은 우정이란 단어에 실
소를 머금게 했다.

차라리 모르는 사람이 나을 때도 있다며. 인생의 낭비는
가볍게 응하는 SNS가 아니라 진지하게 나누는 우정일지
도 모른다며. 시간이 갈수록, 우정이라는 단어에 시니컬해
졌다. 친구 폴더는 그렇게 점점 닫아버렸다. 슬픈 30대의
어느 날.

05

앵그리 난임러

유쾌하지 않았던 경험과 그 기억을 마음 한편에 담아두고 살기엔 한 치 앞을 모를 인생살이다. 말로는 Y.O.L.O. You Only Live Once. 하지만 행동은 '인생 뭐 있나. 까짓 것.'이 아니라 '왜 나한테만 이런 일이 일어나는 거야.'라는 생각에 마음이 가벼워지지 않았다.

나는 시시때때로 사람들에게 화를 내고 있었다. '자식 없이 살아도 된다. 그냥 없이 살란다 생각하고 있을 때 애가 생긴다.'라고 말하는 지인의 말에 격분했다. 난임 스트레스를 그나마 속 편히 나누었던 친구 하나가, 다른 이에게 내 이야기를 전했다는 사실에 분노했다. "마음이 편해야 아이가 들어선다."라는 위로에 어느 날은 눈물까지 났다. 나는 화가 극에 달하면 눈물이 나는 사람이다.

"이렇게 발 벗고 뛰며 난임병원, 한의원, 곳곳을 헤매어도 나에겐 아이가 오지 않는다고! 그런데 마음 편하게, 그냥 가만히 있으라고?"
"난소 기능 수치 0.87에, 자연임신이 그냥 될 거라고 생각해? 엄마는 모르는 소리 하지 마."

애먼 사람들에게 거친 말을 쏟아내다 결국 후드득후드득 눈물로 대화를 마무리해버리는 매너란, 몹쓸 대화법이었다. 친정엄마는 그렇게 가장 빈번한 나의 화풀이 대상이었다. 처음에는 넋두리로 시작했다가 화로 마무리 지었다. 늘 하는 말이지만 엄마는 죄가 없다.

관계가 좋았을 때의 얽힘과 공유란 훈훈함이 된다. 관계가 악화되었을 때의 그것들이란 되레 약점이 되기도 한다. 누구에겐 가십거리가 되기도 한다. 난임은 스스로 공유해버린 흠이 되어버렸다. 실패마저도 공유하지 말아야 할 나의 큰 약점이 된 셈이다. 난임 일상 속에서 겪은 극도의 예민함이, 나를 뒤끝 있는 사람으로 하루하루 변하게 했다.

난임 일상이어도 좋아!

요즘은 하루하루 있었던 일을 기록하지 않으니 자꾸 잊어버리게 되고, 사진을 찍지 않으니 일상이 특별한 것 같지 않음을 느낀다. 이것이 난임으로 인해 우울한 기운으로 채워진 일상이어도 기록해야겠구나, 다짐하게 된 이유다.

난임 일상도 여행자의 마음으로 기록하고 사랑하기로 했다. 달달한 날보다 쌉싸름한 날이 더 많은 난임 일상일지라도, 그 조각조각들이 모여 인생이라는 역사가 될 테니까. 쌉싸름한 날의 기록이, 위로가 되고 자양분이 되는 날도 있을 테니까. 하여, 달콤 쌉싸름한 일상을 필터 없이 남기기 위해 블로그를 시작했다.

내 블로그가 새삼 좋아진 건 달콤한 일상을 기록한 폴더 속의 글이 쌉싸름 폴더에서의 글보다 훨씬 많아졌다는 것이다. 난임 폴더 속에서의 내 모습은 아주 힘들어 보이지만, 그 폴더를 빠져나와 '꺼내먹어요' 폴더로 가면 어느새 맛집 지도 안에서 금방 행복해질 수 있기 때문이었다. 가끔 열어지는 슬픔 폴더는 클릭 한 번으로, 이내 닫아버리는 연습을 했다. 친구 아나르의 말처럼.

달콤하고 맛있는 일상을 채워나가는 연습과 소소함 가운데 달달함을 찾으려는 노력. 하루하루 난임으로 지친 나를 위로하는 법이었다. 하루가 뿌듯했을 뿐인데, 참 재수가 좋았다고 두목에게 고백하던 그리스인 조르바처럼 하루에, 뿌듯한 한 조각을 찾아내려고 노력하며 글을 썼다. 그렇게 매일매일 블로그에 고백했다. 뾰족뾰족 날이 서 있는 어느 시기엔, 잠시 멀어져도 좋다. 사람들로부터 거리 두기. 내 마음은 들여다보기. 달콤함도, 쌉싸름함도 인정하기.

오지도 않는 아이를 갖으려다가 내 일상, 그리고 내 성격이 망가지는 것이 아닐까. 두려움이 스멀스멀 밀려들어왔다. 의식적으로 집중을 분산시켰다. 뾰족한 나를 피해, 주로 피신했던 곳은 맛있는 음식들 속이었다. 담백한 일본 요리 영화들과 유쾌 발랄한 프랑스 요리 영화 속을 거닐 때가 많았다.

You are the butter for my bread and
the air for the breath to my life!

영화 〈줄리 & 줄리아〉 속 대사다. "자긴 내 버터이자, 내 인생의 숨이야." 대사를 받아 적곤 한참을 키득키득 웃다 가 신랑에게 그대로 마음을 전하기도 했다. 신랑은 돌아 누웠을지언정. 맛있는 요리 영화에서 빠져나오면 마음은 늘 로맨틱한 테이블 감성으로 충만했다. 그러나 현실 속에 선 황석어 매운탕을 보글보글 끓이고 있던 새댁이었다. 수 산시장에 갈 때마다 그날그날 물 좋은 녀석들로 들여다가, 신랑이 좋아할 만한 취향들로 요리를 했다. '여보는 내 버 터야.'라고 말할 땐 돌아누웠던 신랑은 황석어 매운탕 앞 에선 면면히 미소를 띠었다. 난임이라는 단어를 빼고 한 발짝 물러서니, 다시 달달한 신혼이었다.

07

아동일시보호소 자원봉사

임신을 이유로, 일을 그만 두기로 한 시점에 함께 걸어 나왔던 동료 한 명이 더 있었다. 나는 그 동료와 함께 매주 월요일마다 아동일시보호소로 자원봉사를 다녔다. 일주일에 한 번, 간간히 나오곤 했던 그곳에 이번엔 나 홀로 가게 됐다. 아동일시보호소는 보통 부모에게 버려진 아이들이 입양 보내어지기 전에 잠시 머무는 곳이었다. '잠시' 머무는 곳이면 좋겠지만 사실 기약이 없는 곳이었다. 설레는 마음으로 '잠시' 입양되었다가 파양되어 돌아오는 아이들도 많았다. 상처가 많은 아이들이었다.

자원봉사자로서 아이들을 씻겨주거나, 시설 청소나 빨

래 널기 등의 잡무를 맡아서 했고 기부 물품 등을 정리하기도 했다. 아이들은 늘 잠시 거쳐 갈 뿐인 외부 어른들의 품을 그리워했다. 특히나 내 또래 어른들의 품엔 지독히도 파고들었다. 보통 5세 미만의 아이들이 많았던 터라, 나이 개념을 잘 몰라도 엄마라고 생각되는 품이었나 보다 했다. 반기는 손짓, 애정을 갈망하는 눈망울 뒤론 눈치 봄이 짙게 깔려있었다. 아이들 특유의 해맑음 속에서도 본능적으로 눈치를 살피는 기색이랄까.

그래서인지 '아이들에게 너무 친절하지 말 것, 많이 안아주지 말 것.'은 아동일시보호소에서의 유일한 주의사항이기도 했다. 파양되어 다시 돌아온 아이들에게, 입양되어 새로운 가족을 만나길 바라는 아이들에게, 일회성 관심과 애정은 독이었을 테다. 아이들에게 잠시 기쁨이지만, 그보다 더 오랜 서글픔을 남기기도 했을 테니. 그런 연유로 아동일시보호소에서 자원봉사를 할 때마다 내 마음은 늘 편치 않았다.

간절히 아이를 원하는 이들에게, 아이를 주세요.

이렇게 버릴 거라면, 책임지지도 못할 거라면,

아이를 낳지 마세요.

머릿속엔 늘 이런 말들이 맴돌았다.

그러면서도, 시험관에 계속 실패했을 때마다 '그럼, 이 사랑스러운 아이 중 한 명을, 너의 아이로 입양시킬 생각이 있느냐.' 내 마음에 물어보면 쉽게 대답하지 못했다. '아니요. 그럴 자신 없습니다.'라는 대답이 새어나왔다. 솔직한 내 마음이었다. 아이들을 안아주면서도 한 쪽 마음이 저려왔다. 괜히 천장을 바라보다 새어나오는 눈물을 거두기를 여러 번. 얄팍한 마음의 눈물을 보여서도 안 되었다. 좋은 마음으로 나선 길이었지만, 매번 마음 아프게 나올 때가 많아 이 발걸음마저도 당분간 멈춰야겠다는 생각이 들었다. 같이 오던 전 직장 동료에게 겸사겸사 연락을 했다.

'선생님, 나 임신했어요. 아직 안정기는 아니지만.'

예상하고 있었음에도 뜬금없는 동료의 고백에, 잠시 대답마저 멈췄다. '축하해요.' 진심으로 축하하는 마음이었지만 진심으로 아프기도 했다. 그 여느 때보다도 먹먹한 걸음으로 아동일시보호소를 나왔다.

08

갑상선 기능 저하

첫 번째 병원 방문 이후, 내 일상 속 키워드에 '갑상선 기능 저하'라는 단어가 하나 더 추가됐다. 피검사 결과 TSH 수치가 낮았다. 임신이 잘되지 않아 시험관아기 시술을 준비하던 중에 갑상선 호르몬 수치 이상이 발견되는 경우도 많다고 한다. 갑상선 호르몬 수치가 높음 또는 낮음에 따라 갑상선 기능 항진증과 갑상선 기능 저하증으로 나뉜다.

보통 약을 먹어 갑상선 호르몬 수치를 정상 범위로 조절한다고 한다. 하지만 이미 약상자는 여러 주사액과 영양제 등으로 과부하 상태다. 또 다른 약이 추가된다니 여기저기 아우성이었다. 병원에 갈 때마다 늘 들고 다니던 티파니

색 보냉 가방도, 점점 얇아지는 내 지갑도.

갑자기 내 일상에 툭 떨어진, 낯선 키워드를 검색해보기 시작했다. 갑상선 기능 저하증 증상으론 '만성 피로, 무기력증, 추위, 기억력과 집중력 감퇴, 피부 트러블, 부종, 변비, 체중증가, 관절통, 근육통, 생리불순, 식욕부진, 생리 주기 변화 or 월경 과다 및 유즙 분비' 등이 있다고 한다.

갑상선 항진증과 갑상선 저하증 모두 불임을 초래한다. 특히 원인을 알 수 없는 불임의 가장 큰 원인으로 갑상선 저하증을 꼽을 수 있다. 이 경우 난소에서 난자가 충분히 성숙되지 못해 배란이 일어나지 않거나 하는 '무배란' 증상이 나타날 수 있고, 수정란 착상이 어려워지기도 한단다.

이러나저러나 반갑지 않은 단어였다. 생각지도 않은 이슈에 골머리를 앓고 있으려니, 머리가 지끈거렸다. 일단 약을 먹고 지켜보자고 하시니 면역력을 높이기를 위한 음식부터 찾아보기로 했다. 새로 병원을 옮기면서 희망이라는 씨앗을 몇 개 뿌렸는데, 더 키우기도 전에 '갑상선 기능 저하'란 녀석이 내 밭을 온통 짓밟고 간 느낌이었다.

'여러모로 가지가지 한다.'

좋은 말이 좀처럼 나오지 않는다.

09

나를 설레게 하는 것

벌써 9월. 선선해진 날씨가 반갑기도 했지만 하반기 챕터로 급히 넘어온 듯한 느낌이라 괜히 마음이 부산스러워졌다. 또 금방 지나갈 하루하루에 마음이 조급해진달까. 봄이 맞이하는 여름보다, 좋아하는 가을이 겨울을 맞이하는 속도가 왠지 더 빠른 것처럼 느껴졌기 때문이다. 좋아하는 계절의 첫 시작 9월 앞에 '설레다.'라는 단어로 시작을 못 한 게 못내 미안한 마음이 들었다.

나이가 들면 들수록 겨울을 맞이하고 싶지 않은 마음은 더 커질 것 같은데 어쩌지. 우연히 어느 아이의 일기를 훔쳐보게 되었다.

> 나를 설레게 하는 것 세 가지를 말해줄게.
>
> 우선 ○○이랑 말하는 거야.
>
> 두 번째 ○○이랑 노는 거야.
>
> 세 번째 ○○이랑 같이 말하고 만나는 거야.

　나이와는 무관하게, 아이의 일기처럼 일상을 늘 설레하며 보내고 싶었다. '설레다.'라는 단어를 일상에서 쓴 게 언제였지? 글씨가 다부지지 못하고 몇 자, 비록 틀리긴 했어도 설레는 감정만은 진솔하게 전달된다. 무표정하게 스쳐 보냈던 내 일상들에 미안해졌다. 아동일시보호소에서의 한 아이가 더할 나위 없이 재밌어 죽겠다는 듯한 웃음과 표정을 지을 때마다 되레 '넌 뭐가 그렇게 즐겁니?!' 물음표로 화답하던 내 무미건조한 태도에도 사과하고 싶어졌다.

　당신을 설레게 하는 것은 무엇입니까?

　일과 끝, 시원한 맥주?

　아직 도착하지 않은 택배?

　언제 갈지 모르는 여행?

일상이 참으로 시시해졌다. 실패의 역사로 얼룩진 새댁 일상이었다. 난임 이슈로 푹 가라앉은 채 생기를 잃어버렸다. 두고만 볼 수는 없었다. 의식적으로라도 기운을 돋아주는 작업이 필요했다. 난임으로 실업자 신세가 되고 보니 좋은 점도 있었다. 실업자 급여를 받으며 내일배움카드로 직업 교육 명목 삼아 몇 가지 수업을 들을 수 있었다. 나는 플로리스트 과정을 이수하기로 했다. 지난 가을 학기에 들었던 평생교육원 원예지도사 과정이 계기가 됐다. 원예지도사 과정을 추천하던 친정엄마에게 핀잔주며 다녔던 수업이었는데, 역시 엄마 말은 들어서 나쁠 게 없었다. 엄마에게 말은 하지 않았지만.

우아하게 듣는 플라워 레슨이 아니었다. 플로리스트 창업반 180시간 이수라는 단기 목표와 화훼 장식 기능사반 수료 및 자격증 취득이라는 장기 목표를 위해 달려야 하는 수업이었다. 냉정하게 지각과 결석 체크가 이루어졌다. 단 1초의 늦음도 허락되지 않는 빡빡한 일정이었다. 몇 차례의 지각과 결석이 반복되면 어느 시점에서 자동 탈락되었다. 하지만 꽃과 함께 하는 180시간의 걸음이라 꽤 괜찮았다. 마음이 시끄러울 땐 몸은 바빠야 한다.

　꽃 수업 중에, 또래 사람들을 많이 만났다. 그 역시 힐링의 시간이었다. 사적인 질문이 불쑥, 깊숙이 들어오는 무례함이 없었고 얕은 관계라 부담도 적었다. 금방 시듦을 고려하는 사이라 아쉬움도 없었다. 그랬기에 오히려, '시험관 중이다.' 담담하게 이야기할 수 있었다. 아팠던 마음도 꽃을 방패 삼아 오롯이 내보일 수 있었다. 꽃에 취하고, 좀 더 담담하게 내 아픈 현재를 꺼내 보이기도 했던 시간이었다. 180시간 동안 이수 이상의 위안을 함께 얻었다.

　꽃으로 시작해서 그랬을까. 꽃으로 끝나서 그랬을까.
　하루하루 난임의 굴레에서 난 점점 빠져나오고 있었다.

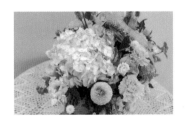

10

주지 스님과의 차담

가을 학기부터 불교대학에도 다녔다. 한의원 선생님께서 본인도 다니셨다며 추천해주셨던 과정이었다. 수요일마다 불교대학 수업에 가고 한 달에 한 번, 절 답사를 하러 갔다. 시간이 빨리 흘렀다. 주지 스님과 차담을 나누게 되었다. 같은 반 새댁이 먼저 자리를 제안해서 이뤄진 차담 시간이었다. 그녀 역시 임신으로 힘들어하고 있었다.

주지 스님께 너무 세속적인 고민을 털어놓는 게 아닐까. 우리를 짓누르는 근심의 무게를 한없이 가벼이 여기시면 어쩌나. 말을 꺼내기도 전에 걱정이 앞섰다. 워낙 훌륭하신 분이라, 고민도 뭔가 대단해야만 할 것 같았다. 어려운 불교 용어에, 고서 이야기를 꺼내실 것 같았던 스님은 '내가 재밌게 이야기해줄게!'라며 경쾌하게 운을 떼셨다. 십이유지(十二有支)에 대해 그림 그리듯 설명해주셨다. 스님은 '일부러 고민에 저항하지 마라.' 말씀하셨다. '지금의 고민 따윈 내려놓아라.' 나 혼자 짐작해봤던 대답은 틀렸다.

> 슬픔에도, 절망에도 폭 빠져봐라.
> 그래도 그 속에서 한 가닥 뭔가를 내어주신다.
> 배울 거리든, 앞으로 견뎌 나갈 힘이든.

그저 슬퍼하지 말라고 타이르실 줄 알았는데, 눈물이 날 땐 그냥 아무 생각 없이 쏟아 내버리라는 말에, 안도했다. 늘 쉽게 흘리는 눈물에 자괴감이 일기도 했었다. '에헴' 하실 줄 알았던 스님은 장난스럽게 다리를 꼰 채로 그냥, 수다를 함께 해주셨다. 금강경 몇 번 독송 숙제를 내주시려나 생각했었는데, 북카페에서 책을 한 권씩 선물해주셨다.

스님은 처소 구경도 시켜주셨다. 스님의 처소는 말로만 듣고, 상상하기만 했던 곳이었다. 벽 한편 가득 메운 책들 외엔 간결하기 그지없는 곳이었지만, 보이지 않는 무언가들로 가득 차 있는 것처럼 느껴졌다. 스님과의 차담은 그렇게 생각지도 못한 방향으로 흘러갔다.

편안하게, 소소하게, 일상적으로.

차담 이전에 너무 많은 걸 생각하고 짐짓 예상하였구나 싶었다. 늘, 생각이 너무 많은 게 문제다. 예상보다 훨씬 캐주얼한 차담이었지만 말로는 설명 못 할 깨우침을 얻었다.

11

임신 사실을 숨긴 동생

자고 있던 동생의 발 사진. 수면 양말까지 신고서 이불을 푹 눌러쓰고 자는 모습이 너무 귀여워서 사진을 찍었다. 이제 같이 늙어가는 처지가 되었지만, 아직 내 눈엔 동생이 늘 어리게만 보인다. 자는 동생의 얼굴을 한참이나 들여다보다 킥킥거렸다. 그런 동생이 11월의 어느 날, 아기를 가졌다는 기쁜 소식을 전했다.

어려 보이기만 했던 동생이 나보다 먼저 엄마가 된다고 한다. 동생은 내게 미안하다고 말했다. 이렇게 기쁜 소식을 전하면서 왜 내게 뜸을 들였어야 했을까. 이렇게 축복해야 마땅한 일에 왜 내게 미안하다는 말을 전할 수밖에 없었을까. 여러 가지 생각이 들었다. 나는 애써 괜찮다고 했다. 하지만 축하한다는 말을 전하는데 수 분이, 걸렸다. 도리어 미안해졌다.

애써 태연한 척하며 씩씩하게 집을 나섰다. 알 수 없는 감정들이 한꺼번에 몰려왔다. 분명, 난 괜찮았는데… 혼자가 되니 착잡한 심정이 휘몰아쳤다. 사랑하는 동생에게 이벤트처럼 온 선물에 질투가 난 것은 절대 아니었는데… 멀게 돌아가는 내 길이 새삼 슬퍼졌다. 찌푸려지는 미간에, 눈물이 뚝뚝 떨어졌다. 차 안에서 흘러나오던 발라드 노래 대신 힙합으로 노래를 돌려 듣곤 꽃 수업에 갔다.

터널같이 어둡고 빛이 보이지 않는 길이어도 내 일상으로 돌아와, 다시 걸어야 하지 않겠냐며. 모르고 가는 길은 원래 돌아오는 길보다 멀게 느껴지는 법이라며. 나중에 돌이켜보면 지금의 내 길도 결코 먼 길이 아닐 거라고 위로했다.

친정집으로 돌아온 내게, 친정엄마는 주섬주섬 말을 꺼

냈다. 분명 내 침체된 기분을 감지하고 어렵게 준비한 말이었을 테다.

'가까운 누군가가 아가를 가지면 삼신할매가 질투해서 임신이 되기도 한대.'
'엄마! 좀! 그거, 미신이잖아!!!'

또 엄마가 무슨 죄라고. 임신을 못 해 슬픈 딸 하나와 임신을 해서 미안한 딸 하나 사이에 난감한 엄마가 있었다. 그 뒤엔 위로하지도, 마음껏 축하하지도 못하던 다른 딸이 애매하게 서 있었다. 엄마에게 앙칼지게 한 마디 내뱉고는 이불 속으로 파고들었다. 그날 나는 아기처럼 몇 시간 동안 낮잠을 잤다.

조카야. 그때 널 마음껏 반기지 못해서 미안해.
이모 마음이 그때는 그랬어….

12

점집에 가서 길을 묻다

분명 나무 같은 의사 선생님을 믿고 나서고자 했던 길이었다. 그러나 꽃을 언제 틔울 수 있을지 궁금해졌다. 유명한 점집에 가서 무당 할머니 앞에 앉아 물었다.

"내년엔 이식에 성공할 수 있을까요?"

의사 선생님도 모르는 결과를 점집 할머니가 아실 턱이 없었다. 그래도 지난번 질문보다 한층 희망적으로 변했다. 지난번엔 할머니께 "제 사주에 아이가 있나요?"라고 여쭤봤는데 말이다.

점집에 가서 길을 묻는 것, 그리고 답을 찾고 싶어 하는 건 결국 자기가 원하는 답을 듣고 싶어서일 테다. 긍정의 기운이라도 얻고 싶음이거나. '앞으로 괜찮다.'라고 하는 위안이라도 받고 싶었던 것이다. 원하는 답을 얻지 못하더라도 지나가는 누구에게라도 답답한 마음을 털어놓고 싶었다거나. '정확히 맞지 않아도 좋아요. 아주 완벽히 믿지는 않으니까요. 그래도 듣고 싶었던 말은 있어요.'라는 마음으로.

내 마음을 꿰뚫기라도 한 듯, 할머니에게서 "사주에 아이가 둘 있소. 내년에, 따뜻해질 때쯤 다시 해보시오."라는 답을 얻어냈다. 수정란 2개도 아니고, 아이가 둘이라니. 정말 아이 둘을 임신이라도 한 것 마냥 기분이 설렜다. 연신 웃고 나오는 걸 보니, 이번 점집 결과는 맞든 틀리든 2만 원 이상의 아주 알차고 값진 할머니의 마법 같았다. 일본 영화 〈안경〉에서처럼, 아무것도 없어서 좋은 바다 앞에서 사쿠라 할머니가 내어주는 빙수 한 그릇 시원하게 먹고 나온 기분이었다.

'왠지 불안해지는 지점에서 **80m** 더 가서 오른쪽으로 가세요.' 길을 안내해주는 지도라도 받아온 기분이었다.

나는 잊지 않기 위해 머릿속에 밑줄을 그었다.
'따뜻한 봄이 오면, 수정란 2개 이식해볼 것.'

수정란 부자의 겨울

0.0.0.0

몇 달 동안 난자 채취 공난포로만 기록하다 9월, 10월에
한 개씩에 이어 11월에 2개 수정란 획득으로 냉동 창고가
간만에 활기를 띠었다. 점집 할머니의 조언대로 '꽃피는
봄'을 일부러 기다렸다가 이식을 해보자는 건 아니었지만,
역시 몸에 찬 기운이 더 도는 겨울보단 만물이 소생하는
봄을 기다렸다 이식을 하는 게 좋겠다 싶었다. 창고에 식
량을 비축해놓은 든든함으로 겨울을 여유 있게 보내고 싶
었다.

최대한 단순해져라. 그럼 당신의 삶이 놀랍도록 평온
해질 것이다.
얼마 있지 않아 모두들 알게 될 거야. 모두 각자의 속
도가 있다는 것을.

영화 〈지상의 별처럼〉에서 나온 대사처럼, 이번 겨울은
최대한 단순해진 일상 속에서 평온함만을 찾기로 했다.

더 많이 웃고, 더 많이 사랑하고, 세계를 구경하는 거야.
그저 두려워하지 않으면 돼.

영화 〈라스트 홀리데이〉에서 나온 대사처럼 더 많이 웃
고 사랑하기 위해, 백종원 3대 천왕 맛집과 유홍준 교수의
『나의 문화유산답사기』를 지도 삼아 세상 구경에 나선 겨
울이었다.

이 세상에서 제일 좋은 남자예요. 비싼 저녁 식사나 요
트는 못 사줘도 매일 아침에 몇 블록을 걸어가서 내가 좋
아하는 두유와 튀긴 빵을 사줄 남자.

내 남편은 내가 좋아하는 갓 튀겨 흑설탕 묻힌 꽈배기 빵에, 커피 한 잔을 사주는 남자는 아니었다. 그저 묵묵히, 같이 걸어주는 남편과 난임의 겨울을 나고 있었다. 여행 중 잘못 접어든 길 위에서 툴툴거리지 않는 사람이다. 추어탕이나 육회비빔밥 등 식단으로 내 체질과 식습관을 천천히 바꿔주던 남편 덕분에 든든하게 겨울을 보낼 수 있었다.

14

한 줄과 두 줄 사이

오랜만에 두바이에서 온 남사친과 여사친을 만났다.

'어떻게 지냈어?' 지극히 형식적인 물음이었는데도 어쩐지 대답을 망설이고 있었다. '똑같지, 뭐 또는 별일 없이 살지, 뭐.' 2~3초 뒤에 내뱉은 대답치고 시시한 답변이 나왔다. 살림도 하고, 가끔 여행도 다니고, 요리도 하고, 가족들과 시간을 보내고, 병원을 쉬기로 한 겨울 동안 즐겁게 지내보자며 촘촘하게 보내는 일상이었는데… 왜 그런 시답지 않은 대답이 나왔을까?

남사친은 결혼 적령기, 즉 한국의 흔한 30대 중반 남성이었다. 몇 년째 연애한단 소식을 전한 적이 없었다. 그에게 결혼은 걱정을 자아내게 하는 이슈가 아니었다. 나와 비슷한 시기에 결혼한 여사친은 나처럼 아이 소식에 전전 긍긍하지 않았다. 두 사람 모두 두바이에서 회사 숙소 삼아 렌트한 집에서 살고 있지만, 딱히 집 장만 걱정은 하지 않았다. 신경은 쓰이겠지만 그들은 나처럼 미리 사서 하는 걱정 따위는 하지 않는 편이다.

예전엔 '청약 저축이라도 해야 하는 거 아니니?'라며 걱정한 적도 있었는데, 그런 걱정 없이도 그들은 늘 잘살고 있었다. '현재를 재미있게만 살자.' 하는 사람들처럼 말이다. 적금, 결혼, 집 장만, 임신, 육아 등에 한없이 자유로울 수 없겠지만 적어도 뭔가에 찌들어 사는 느낌은 없었다. 그 여유로움이 부러웠다. 지금의 나는 썩 자유롭지 않았기 때문이다. 그도 그럴 것이, 단골 미용실에만 가도 '좋은 소식 없어?'라는 질문에, 몇 가지 오지랖 어린 질문을 더 들어야 하니 단골 미용실도 안 가는 마당이었다.

남사친은 상기된 얼굴로, 그의 꿈에 관해 이야기했다. 그는 3년 전, 여의도의 대기업까지 당차게 그만두고 나와 두바이에서 승무원의 꿈을 이루었다. 그런데 이제 그 꿈을 이뤘으니 파일럿 학교라는 또 다른 꿈을 꾸려고 한다고 말했다. 친구의 그 당당한 계획 앞에 '이제 정착해야지.'라는 오지랖 넓은 멘트는 나오지 않았다. 꿈꿀 수 있는 자유가 부러웠고, 꿈이라며 당당하게 말하는 소신이 좋아 보였다. 반면 꿈이라는 질문에, '꿈은 무슨. 아기나 얼른 낳았으면 좋겠어.'라고 대답하던 나를 보고 남사친은 조금 서글퍼했다.

난 1년이 넘도록 한 줄과 두 줄 사이를 오가고 있었다. 몇 주 전엔가, 늘 정확하던 마법 주기가 일주일 정도 늦어지자 기대감 속에 한 줄이 두 줄이 되어가는 과정을 기다린 적이 있었다. 시간이 지나도 두 줄이 나타날 기색이 없자, 화풀이하듯 휴지통에 스틱을 던져버렸다. 아무렇지 않게 TV 앞에 앉았다가 남들 다 웃는 예능프로그램 앞에서 후드득후드득 눈물을 흘리며 청승을 떨었다.

친구들을 만나고 돌아가는 길에 혼자 웅얼거렸다.
'별일 없이 산다? 아니, 재미있게 산다.' 아기를 기다리고는 있지만 그 기다림 때문에 현재의 지친 내가 되지 말자고. 아직 없는 미래의 아기 때문에 현재, '꿈도 없이 산다.'라고 대답하는 시시한 사람은 되지 말자고. 한 템포 늦는 타이밍에 전전긍긍 애태우는 사람은 되지 말자고. 이 나이엔 이래야지, 그 나이엔 그래야지. 그래야 하는, '이'도 없고 '그'도 없다고.

그냥, 나대로만 잘하면 된다고 끊임없이 주문을 걸어 넣고 있었다.

15

Life is like a puzzle

점점 채워져 가는 퍼즐 판? Life is like a puzzle.

난임 일상은 1,000pcs짜리 퍼즐 박스처럼 친절하지만은 않았다. 퍼즐은 맞는 조각들을 찾아 헤매는 순간에도 줄 듯, 안 줄 듯 썸을 타다가 어느 순간 '톡' 하고 한 조각을 내어놓기도 한다. 나에게 '톡' 하고 내던져진 퍼즐 조각 몇 개는 부산, 광주, 대구, 서울 병원을 거쳐 다시 광주로 돌아와 얻은 네 개의 수정란과도 같았다. 그러다 멈춰진 겨울을 맞았다.

퍼즐 판의 테두리를 맞춰나가는 때처럼 가속도를 허락하며 신나게 내달리게 하다가도 어느 지점에 다다르면 지지부진… 'Catch me if you can!' 놀리기라도 하는 모양이다. 속도는 한없이 더뎌진다. 한 지점에서 머무르는 시간이 늘어나게 되면 다른 퍼즐 조각들을 찾아 새로운 구역의 조각들을 다시 맞추면 된다. 하지만 이미 완벽하게 끼워 넣지 못한 몇 조각의 잔상들로, 머릿속은 특정 구역에 머물러있을 때가 많다. 그러다가 답답한 마음에, 애써 채워왔던 퍼즐 판을 흐트러뜨리고 싶어질 때도 많았다.

시험관 시술을 진행하는 동안 속도를 내며 퍼즐을 맞춰본 적이 없었다. 퍼즐 판을 엎어버리고 싶을 때가 많았다.

'퍼즐 박스처럼 전체적인 그림을 '선 제시'하는 건 어때?'

협상하자고, 제안하고 싶었지만 그리 호락호락하지 않던 내 난임 일기의 퍼즐 판. 어떤 퍼즐 판이 완성될지 모르기에 더 흥미진진하지 않느냐고 말하는 다른 이의 말은 나에겐 비수였을 뿐이다. 완성 그림을 선제시를 하기는커녕 결말이 어떻게 될 거라는 복선조차 내밀지 않았다.

그렇게 맞춰지지 않은 퍼즐과 옥신각신하다, 또 다른 봄을 맞이했다.

16

같은 길,
다른 계절

귓가에 바람이 사각사각 스치었다. 분명 찬바람이긴 했는데… 캐나다에서 맞이한 어느 겨울날, 바람이 스치고 지나간 자리마다 설경설경 얼음이 맺히게 했던 그런 찬바람은 아니었다. 바람은 봄이 왔다고 말하고 있었다. '아무리 꽃샘추위라 해도 지금 입고 있는 네 옷은 너무 무겁지 않으냐.'고 핀잔이라도 주듯, 볕이 따사로운 봄이었다.

이윽고 밖으로 나갔다. 휴대폰 하나 없는 가벼운 외출이었다. 하루 대부분의 시간 동안 휴대폰에 자의로 얽매여 있는 사람인데, 휴대폰을 내려놓고 걷던 그 길에 서서 보니 사소한 일상의 것들이 새삼 다르게 보였다. 휴대폰이

97

내게 보여주던 그 세상보다 분명 사소하고 별거 아닌 그런 것들이었다. 왠지 모르게 반가운 마음이 든 걸 보면 사실은 이런 것들을 그리워하고 있었나 보다. 그도 그럴 것이, 수줍게 얼굴을 내민 푸른 싹도 귀여웠고 흐르던 시냇물 소리는 새삼 경쾌했으며 적당히 푸른 하늘을 배경으로 바람에 흩날리던 대나무 가지는 멋스러웠다.

가을을 이야기하는 길을 걷던 몇 개월 전의 나는 그야말로 처량했었다. 온갖 부정적인 생각들로 범벅이 된 마음을 주체할 길이 없었다. 눈물범벅, 일그러진 얼굴로 늘 산책길을 걸었다. 그때의 나는 모든 걸 황량하게 받아들이고 있었다. 두 계절을 지나 봄의 프레임을 새로 끼운 길에 선 나는 한껏 가벼워져 있었다.

이 시점에, 왜 이런 노래가, 나에게서?! 싶을 정도로 생뚱맞은 노래도 나지막이 허밍으로 불러내고 있었으니까. 2~3주가 지나서 또 먹구름을 드리울지 모르는 나이지만 어쨌거나 기분은 봄이었다. 그나저나 2~3주가 지나서는 주체할 수 없는 기쁨으로, 내 생애 처음 질러보는 큰 소리로 좋은 소식을 전할 수 있었으면 하는 바람도 더했다.

　D-2, 이식을 앞둔 어느 봄날이었다. 7번 채취를 거쳐, 두 번째로 어렵게 시도해보는 이식.

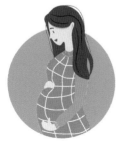

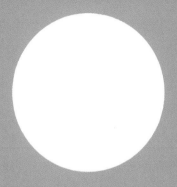

슬기로운 난임생활

01

난임을 위한 스케줄 만들기

때론 상황에 감정적으로 접근하는 것보다 기계적으로 반응하는 것이 낫다. 특히나 객관적인 수치로 대변되는 명확한 상황마저도 받아들이는데 힘들어하는 현실이라면 더욱더 그러하다. 0.87이라는 초라한 수치에, 자기 연민 한 스푼, 자책감 한 스푼 더하다 보니 상황 그 이상으로 무거워졌다. 그러다 주저앉을 기세였다.

오랜만에 새 노트를 한 권 샀다. 공부를 시작하든, 새로운 일을 도모하든, 전환이 필요했다. 새 노트를 한 장 펼치는 것만큼 설레는 일은 없으니까. 노트 한 면 가득, 한 달 스케줄을 빼곡히 적고 하루하루 빗금 또는 수치로 표시했다.

- 난포 키우기에 좋은, 걷기 운동

- 기초 체온 올리기에 좋은, 족욕과 목욕

- 관심 분산을 위한, 한국사 공부와 불교대학 공부

- 마음을 화사하게 만드는 실전 수업:
  꽃 수업(180시간 플로리스트 창업반 수강)

- 전통 요리 클래스로 마음 다지기 & 영양 보충

- 엽산, 비타민 등 각종 영양제 복용

- 물 하루 1.5리터 이상 마시기

- 요가

- 하루 15분 명상

- 낮잠

- 도서관 총 공부 시간 체크

하루하루를 시간을 나눠, 세부 종목에 체크하는 재미로 살았다. 부정적인 감정들을 한 스푼, 두 스푼 섞어 저을 시간이 없었다. 직장을 그만두고 나서는 백수 신세에서 느끼는 자괴감을 떨쳐버리려 한국사 자격증 시험공부를 했다. 3~4급을 따고 나선 1~2급에 도전했다. 주사 맞는 아픔에,

서러움 더할 틈이 없었다.

'7세기 무왕 때 제작된 가장 오래된 탑으로, 석탑만 일부 남아 있지만 목탑의 모습을 많이 지니고 있다.'라는 짤막한 설명으로 출제되는 미륵사지 석탑은 평일에 공부했다가 헌책방에서 구매한 유홍준 교수의 『나의 문화유산답사기』를 길라잡이 삼아 주말엔 현장학습을 떠났다.

옛날의 크나큰 절 이제는 황폐했네
외로이 피어난 꽃 가련하게 보이도다
기준왕 남하하여 즐겨 놀던 옛터건만
석양에 방초만 무성하구나

인조 때 문인 소동명이 지었다던 〈미륵사를 지나며〉라는 옛글을 더듬어보며 사라진 옛터에 상상력을 불어넣었다. 그리곤 감상에 젖었다.

평일에 플로리스트 창업반 수업을 듣고 나선 꽃시장에서 꽃을 한 단, 두 단을 한 아름 사 왔다. 이론과 실습으로

가 아닌, 내 기분대로 꽃을 꽂았다. 만든 꽃을, 다니는 절 한쪽에 수줍게 놓아두고 오기도 했다. 여러 가지 종류의 꽃으로 화려하게 만들진 않았지만, 간간히 꽃을 놓고 가는 내게 '꽃 보살'이라는 별명이 생겨났다.

같은 산책길, 다른 기분을 느끼며 계절이 지나감을 만 끽했고 산책길도 앱을 통해, km를 체크했다. 그렇게 빼곡히 기록하니 내 일상에 난임이 아닌 이슈들로 생동감이 불어넣어졌다. 규칙적인 일과를 기록하는 맛에, 바쁘게 살다 보니 밤에 잠도 잘 왔다. 역시 몸이 피곤해야 잡생각도 덜 드는 법이다.

02

내 몸 바로 알기!
체질 개선의 시작

우리는 열심히 살려고 하지만 때로 그 과정에서 '잘 사는 법'을 잊기도 한다. 난임 일상 속 나 역시 그러했다. 결혼 후 때가 되니 남들처럼 아이를 가지려 했을 뿐인데. 그 길 위에서 고난과 마주치니 서서히 내 일상까지 무너졌다. 이 과정이 도리어 내 영혼을 갉아먹기 시작했다. 본분을 다해 살려다가, '못 산다.' 소리를 몇 번이나 되뇌었는지 모른다. 남들처럼 타이밍에 맞춰 살려다가, '잘 사는 법'을 잊어버릴 뻔했다.

다시 곧추세우기 위해 '난임 탈출을 위한 스케줄'을 짜기 시작했다. 끝나고 보니 그저 '내 일상에 활력을 북돋아주는 시간'이었다. 힘들었지만 의미 있는 시간. 다시는 돌아가고 싶지 않은, 겪고 싶지 않은 시간일지라도.

난임을 계기로 여러 병원과 한의원을 오가며, 처음 내 몸을 들여다봤다. 기초체온이 낮아 추위를 많이 타는 체질이다. 수족냉증, 고질적으로 심한 생리통, 자궁 후굴, 골반 틀어짐 등 내 몸의 이상 증상을 알게 되었다. 삼십 년 평생 별 관심이 없던 몸에 이제야 관심을 두기 시작하다니. 어리석은 일이었다. 내게 찾아오지 않는 아이를 기다리다, 내 몸에 대해 처음 생각해봤던 것이다.

사실 내 몸은 지속해서 자궁 건강에 대해 신호를 미리 보내고 있었는지도 모른다. 그전까지 마법이 내 몸을 오갈 때마다 지독히도 힘든 시간을 보냈었으니까. 그런데도 그냥, 원래 그러려니 별 관심을 두지 않았다. '규칙적이니 괜찮아.' 하고 그냥 넘겼다. 약을 자주 먹으면 내성이 생긴다는 말에 고통을 참기도 했고 약을 먹고도 길거리에서 쓰러져 응급실에 실려 간 적도 있었다.

어쩌면 그때부터 몸이 보내는 신호에 적극적으로 응했어야 했는데, 이번 난임을 계기로 돌이켜 생각해보게 됐다. 한의원에서 냉한 체질이라는 말을 듣고 나니 뒤늦게 생각이 났다. 두바이에서 오히려 잠잠했던 나의 생리통 이슈와 두바이에 입국하기 전에 있었던 난소 한쪽 물혹 이슈도. 모두가 덥다, 덥다, 힘겨워했던 두바이에서의 사막 기후에서 그간 나를 괴롭혀왔던 생리통도, 물혹도 잠잠했거나 없어졌거나 했었다며 말이다. 과배란 주사로 난포를 키운다 하더라도 임신이 잘 될 수 있을 만한 몸의 환경을 만드는 것도 필요하다는 생각이 들었다. 좀 돌아가더라도 체질 개선이 필요했다. 먼저 기초 체온을 올리기로 했다.

족욕하기

족욕은 쉽게 기초체온을 올릴 방법이었다. 대중목욕탕에 가지 않아도, 욕조에 많은 물을 받을 필요도 없었으니 말이다. 족욕기를 사봤다가 과감히 내던졌다. 뒷정리의 수고로움과 물곰팡이 번거로움이 있어서다. 그래서 스테인리스 대야를 하나 들였다. TV 앞에 앉기 전, 전기 포트에 물을 데우고 찬 물을 미리 넣어둔 대야 안에 뜨거운 물을 술술 풀어주었다. 아로마 오일 한두 방울까지 똑똑 떨어트리고 나서야 심신이 안정되었다. 이마에 어느덧 땀방울이 송골송골 맺혔다. 족욕은 하루 20분 정도 향긋하게 즐길 수 있는 건강한 습관이다.

일주일에 한 번 반신욕하기

집에서 반신욕을 해보기도 했지만 목욕탕에서 만큼 일정하게 뜨거운 온도를 유지하기란 어려운 일이었다. 목욕탕에서 사우나 티켓 20장에 2장 덤 이벤트를 이용해서 티켓을 끊고 목욕탕 회원이 되었다. 동네의 여러 목욕탕을 돌며 나에게 잘 맞는 목욕탕을 찾았다. 가장 위생적이면서 사람들 발길이 드문 목욕탕이 최적의 장소였다.

한가로운 시간대에 방문했지만, 목욕탕이란 원체 수다가 끊이지 않는 곳이었다. 나를 배경으로 탕 안에선 여전히 수많은 대화와 가십거리들이 오갔다. 매실 진액과 커피 한 잔이 따라졌다. 나를 호기심 어린 눈으로 바라보던 시선이 머물렀다. 그래도 나는 그저 마이웨이. 최대한 귀를 닫고 심호흡에 집중하며 나만의 물속 체조를 즐겼다.

일주일에 한 번 마사지하기

난임생활 동안 일주일에 한 번 전신 마사지를 누리는 호사를 누렸다. 전신 마사지는 막힌 혈을 자극해주고 혈액순환을 도와주는 역할을 한다. 월요일에 목욕탕에 들렀다가, 수요일이나 목요일 즈음엔 전신 마사지를 한 번씩 해주는 주간 행사를 열었다. 매주 마사지를 받기 부담될 때엔, 2주에 한 번 정도로 횟수를 조절하기도 했다. 인터넷 쇼핑몰에서 쿠폰을 적용받아 저렴하게 받을 수 있는 방법을 추천한다.

03

난임에 좋은 운동과 음식

난임의 주원인인 호르몬 불균형을 개선시켜줄 만한 방법으로 적절한 운동과 식이요법 개선 등이 필요하다고 한다. 원체 운동을 좋아했던 탓에 육상, 자전거, 수영, 스쿼시, 스쿠버다이빙, 스노보드, 헬스 등 여러 운동을 배워봤지만 역시 난임 일상에서 규칙적으로 할 수 있을 만한 운동을 정해야 했다. 내가 잘하는 운동이 아니더라도 내가 좋아하는 운동이라면 충분하지 않을까. 그렇게 해서 내 일상의 운동으로, 요가를 하기로 했다.

요가

요가는 병원에서 권하는 운동이기도 했다. 그 전부터도

오랫동안 요가를 해왔는데도 내 몸은 뻣뻣함을 말하고 있었다. 열심히 요가 동작을 하고 있는데도, 어서 동작을 따라 해 보라는 강사님의 눈짓이 이어졌다.

'지금 열심히 하고 있는 중입니다만….'
'다 완료된 동작입니다만….'

요가를 하는 동안 잘해야 한다는 동작에 대한 욕심은 버리고 내가 할 수 있는 범위 내에서 움직이며 그 안에서 평온함을 찾기로 했다. exhale, inhale 심호흡을 하는 동안 머릿속의 생각들을 내려놓고 오로지 호흡의 고요함 속에만 빠져보기로 한다. 하지만 명상이 그러하듯, 요가 클래스 안에서 온전히 요가에만 집중하는 것 또한 쉬운 일은 아니었다. 요가를 통해 마음을 다잡고, 삐뚤어진 골반 좌우 균형을 맞추려 노력했다. 특히 생리불순에 도움을 주고 막힌 나팔관을 여는 데 좋은 단다아사나(Dandasana)나 척추와 골반 균형을 맞춰주는 데 좋은 나비 자세 등을 많이 했다.

명상클래스

　매주 화요일마다, 다니던 절에서 명상클래스를 운영했다. 1시간에서 1시간 반 남짓, 외국인 스님이 진행하는 수업이었다. 명상클래스에서 하는 일이라곤 스님의 말을 귀 기울여 듣고 자신의 숨소리에 집중하고 큰 원을 이따금 도는 일뿐이었다. 명상클래스에서조차 영어 듣기를 놓치기 싫다는 욕심이 발동하여 단어 하나하나 집중해서 들었지만 간혹 명상 중에 짧은 잠자리에 들기도 했다. 바쁘게 돌아가는 24시간 중 몸도, 생각도 제로화한다는 일이 쉽지 않음을 깨달았다. 무언가 하는 것보다 아무것도 하지 않는 게 더 어려웠다.

　마음이란 건 물과 같아서 뒤흔들릴 땐 보기가 어려워.
　차분히 가라앉혀야 그 해답이 명확해지지.

　영화 〈쿵푸팬더〉 속 대사처럼 마음을 차분히 가라앉히는 것. 상황 밖으로 나와, 현장 안의 내 모습을 객관화하여 보는 연습을 하는 것도 중요했다. 난임 생활 속 스트레스에서 벗어나는 방법 중 하나다. 늘 감정의 소용돌이 중심에 서 있게 되면 좀처럼 부정적인 생각들을 접기가 어려운 법이다. 감정의 태양의 눈 속에서 벗어나는 연습을 했다.

108배

불교에서 108배는 인간이 지닌 108가지 번뇌를 씻어내는 의미가 있다. 요즘에는 종교적인 의미를 넘어 신체 건강을 지켜주는 운동으로도 나름 입소문을 타, 운동 삼아 108배를 하는 연예인들도 있다고 한다. 척추 건강, 두통, 불면증에도 좋다는 108배는 예불에 참석할 때뿐만 아니라 혼자 절에 다녀갈 때에도, 새벽 시간 아침 해가 뜨기 전 불면증에 잠이 안 올 때에도 가끔 했었다.

숫자를 헤아리다가 잊어버리기도 여러 번이었지만, 마음이 점점 다스려졌다. 반복적으로 들려오는 목탁 소리, 예불에서 경전을 읊는 소리, 그 공간에서의 나는 온 우주의 티끌 같은 존재가 됐다. 어느새 마음이 평온해져 내 걱정거리 따위 먼지의 한 톨처럼 여기는 마음으로 나왔다. 먼지들이 거두어졌다.

걷기

걷기는 주사로, 난포를 키우는 과정에서 병원에서 권하는 운동이기도 했다. 걷는 동안 아무 생각 없이 심호흡만 했다. 해 질 무렵 하늘도 한번 보다, 자연이 말해주는 계절 속에도 빠져들었다 오곤 했다. 영화 〈왓 위민 원트〉를 보고 나 역시 걷는 길 위에선, 이것저것 신경 쓸 필요가 없다고 느꼈다. 립스틱을 발랐는지, 오늘 몇 살의 나이로 걷고 있는지, 얼마만큼 많은 돈을 벌었는지. 그저, 내가 가고 싶은 그 길 위를 언제든 걸을 수 있었다.

걷다 보면 길은 새로운 방향으로 틀게 해줄 터닝 포인트를 내어주기도 했다. 더 운이 좋다면 길을 알려주거나 더 빨리 목적지로 데려다주기도 하는 귀인을 만나는 행운을 주기도 했다. 걷지 않고 제자리에만 맴돈다면 얻지 못할 그런 기회와 행운들 말이다. 걷기라도 하면 적어도, 자연 속에서 차분함이라도 얻어 나오게 됐다. 나도 모르는 사이, 스트레스도 내뱉던 숨과 함께 증발해버렸다. 걷기는 몸에 큰 무리를 주지 않으면서 마음에는 평정심을 주는, 나와 내 체질에 맞는 운동이었다. 그런 운동을 찾는 것도 난임 이슈에서 빨리 해방되는 비법 중 하나다.

난임에 좋은 음식 요리하기

나와 맞는 운동을 하는 시간 외에 요리하는 날도 늘었다. 그 전엔 흘려 눈에 담지도 않던 식자재들이 눈에 들어왔다. 엄마의 유기농 수확물에 눈독 들이는 날이 많아졌다. 엄마가 담양 황토밭에서, 3년 동안 자란 도라지를 캐왔다. 도라지를 키우고 캐서 손질까지 하는 손은 따로 있는데, 생색은 엉뚱한 곳에서 냈다. 도라지가 푹 조려져 달콤 쌉싸름한 도라지 정과가 되면 새댁은 도라지라떼를 즐겼다. 카페라떼 대신 겨울에 내어보는 따뜻한 도라지라떼는 기분만으로도 따뜻한 기운이 몸에 감돌았다. 따뜻한 성질의 약재인 데다 사포닌 함유로 면역력 키워주는 데 좋아서 겨우내 자주 마셨다. 도라지 외에도 3대 약재 속에 포함된다는 인삼과 더덕에도 관심을 두기 시작했다.

여성호르몬 생성, 생리불순, 생리통 등에는 우엉, 자두, 석류가 좋다. 석류 청을 담그는 날엔 온 바닥이 찐득찐득, 달달한 기운이 넘쳤다. 양쪽으로 쪼개기만 해도 선홍빛 석류 과즙에 침부터 고이는 석류 알을 알알이 털어내어 유기농 설탕에 재웠다. 시중에 파는 석류 제품을 손쉽게 사서 먹어도 되지만 석류 청을 만드는 과정에서 나는 새콤달콤

한 힐링을 했다.

난임에 좋은 음식으로 외식하기

수족냉증 등 몸의 냉한 기운을 없애주는 음식들 외에, 착상에 좋은 음식으론 추어탕, 소고기, 장어, 아보카도 등이 있다. 대체로 몸값이 비싼 아이들이었다. 난포를 키우거나 이식 기간엔 거의 이 아이들로 고단백 식사 호사를 누렸다. 집에서 요리할 수 있는 소고기나 아보카도는, 소고기구이나 아보카도 주스, 명란젓 아보카도 비빔밥 등으로 즐겼다. 하지만 추어탕이나 장어탕, 장어구이는 외식 찬스를 썼다.

이식하는 동안 권장하는 음식 중, 추어탕만큼이나 자주 먹은 것이 짱뚱어탕이다. 두 눈이 툭 튀어나온 짱뚱어는 기묘한 모양의 물고기다. 생김새로 봐선 불쾌함 쪽에 가깝지만 물속을 헤엄치기보다 개펄 위에서 뛰어다니길 더 좋아하는 유쾌한 물고기다. 양식이 불가능해서 물 빠진 갯벌에서 일일이 낚싯대로 잡아야 하는 귀한 녀석이기도 하다. 외관으로 편견을 갖지 말아야 하건만 깨끗한 환경에서만 자란다는 까다로움이 낯설다.

옛날엔 '짱뚱어 100마리와 당귀를 항아리에 넣고 만든 진액을 세 번만 먹으면 1년 내내 몸살을 앓지 않는다.'는 말까지 있었다고 한다. 짱뚱어는 자양강장 식품인지라 여러모로 반전 매력이 넘친다. 그런 짱뚱어를 만날 수 있는 곳은 제한적이긴 하지만 마침 짱뚱어탕 식당이 가까이에 있어 나중엔 테이크아웃으로도 즐기는 한 그릇이 되었다. 짱뚱어탕에, 들깻가루를 흠씬 넣고 송송 썬 매운 고추와 다진 마늘을 섞은 다음 먹는 한 그릇은 그야말로 야무졌다. 신 파김치에, 시골 된장에 열무 잎을 찍어 먹으면 훌륭한 반찬이 된다. 소고기보다 단백질 함유량이 더 많은 고단백 식품이기도 하니 비단 이식 기간이 아니더라도 잘 챙겨 먹을 일이다.

남성 난임에 좋은 음식으론 호두 등의 견과류, 리코펜 성분으로 정자 질을 개선시켜주는 토마토, 정자와 난자의 발육을 돕는 흑마늘 등이 있다.

요리는 나의 힘,
식생활 습관 바꾸기

영화 〈웨이트리스〉에선 '조의 파이 가게'를 배경으로 그 곳에서 일하는 웨이트리스의 홀로서기 과정이 맛있게 풀어져 나온다. 의부증과 폭력성이 있는 남편과 함께 사는 여주인공 제나는 도피하고 싶은 현실을, 파이 만들기로 달콤하게 구워버린다. 그리고 그녀의 감정을 그대로 담은, 그녀만의 작명법으로 파이에 이름을 붙여준다.

　　– 바람을 펴서 얼이 나를 죽이는 파이
　　– 제나의 특별한 딸기 초콜릿 오아시스 파이

그녀가 만든 특별한 파이를 극 중 까다로운 캐릭터인 조할아버지는 "세상의 모든 문제를 풀 수 있을 것 같은 파이"라고 칭찬한다. 맛있는 파이를 만드는 과정을 들여다볼 수 있는 것도 영화의 묘미다. 예를 들어, 제나는 검은 딸기와 산딸기를 으깨서, 초콜릿 반죽을 얹어 '바람을 펴서 얼이 나를 죽이는 파이'를 만든다. 제니의 요리 과정에서 부정적인 기분마저 으깨버리는 쾌감을 더불어 느끼게 된다. 그녀는 점점 억압받는 현실에서 벗어나 그녀만의 재미있고 비밀스럽고 섹시한 일을 도모하게 된다.

제나가 의부증 남편과의 삶에서 잠시 도피하는 방편으로 파이를 구웠다면, 나는 주로 제철 음식을 만들었다. 음식이 주는 위안의 힘을 알기에, 요리를 하는 날이 잦아졌다. 어느 날은 지친 나를 위한 요리, 남편의 원기를 북돋아주기 위한 요리, 가끔은 내가 엄마에게, 아빠에게 대접하는 요리를 했다. 요리하는 동안 난 위로받고 있었다.

겨울을 겪어낸 양파는 봄에 심은 양파보다 몇 배나 단단하고 달다.

121

영화 〈리틀 포레스트〉 속 대사처럼 난 지금 난임의 겨울을 겪어내는 중이었다. 요리 후엔 식탁에 둘러앉아 음식을 함께 먹으며 그 안온함 속에 담담한 위로를 받았다. 자주, 함께 할 일이었다. 요리하는 일 그리고 함께 나누는 일.

배 주사 스트레스 따위 가시게 만드는,
새우 버섯 크림 파스타

내 몸이 따뜻해지는,
도라지정과와 도라지라떼

불끈불끈 힘이 솟아라,
하모 부추 폭탄 샤브샤브 (남편을 위한 요리)

오늘은 그냥 잠들지 마라,
황석어 조림 (또 남편을 위한 요리)

다른 반찬 필요 없이 입맛 돋아주는,
고등어 김치 조림

같은 레시피,
다른 생선의 매력 병어 감자조림, 제주 갈치조림, 조기조림

결혼하기 전 취미로 배웠던 브런치 메뉴 클래스와 한식 조리사 자격증 수업, 이탈리안 요리 클래스 등에서 배운 레시피들과 난임병원에 다니는 동안, 스트레스 풀 겸 다녔던 향토음식 클래스에서의 레시피들이 적절히 뒤섞여 빛을 발하였다. 새댁의 손맛치곤 꽤 괜찮은 음식들이 나와서 남편과 나는 밥상 앞에서 단합이 잘되었다. 늘, 분위기 이상으로 오른 취기가 문제였지만 말이다. 필요 이상으로 분위기에 취해 푹 숙면을 하는 밤이 늘었지만, 그래도 괜찮았다.

밀가루 넣고 통통한 문어 다리 빨판 속 찌꺼기들을 씻어 내리면서 스트레스도 함께 물과 함께 씻어 보냈고 보글보글 끓여지는 조림 앞에서 걱정, 근심들도 함께 졸여버렸다.

'내 팔자에 과연 아이가 있으려나.' 다소 멀리 간 고민은 비 오는 날 부쳐내던 김치 오징어 전과 함께 바싹바싹 구워버렸다. 극심한 스트레스가 몰려올 땐 생마늘을 까곤 마늘을 흠씬 다져주었다. 향토 음식 클래스에서는 젊은 처자의 칼질을 두고 소란스러워할 때가 빈번했을 테다. 때로 요란하게 칼질을 하고 보글보글 더 끓여내었다가도, 만든 음식을 사람들과 함께 야무지게 먹었다. 과연, 치유하는 요리하기, 먹고 마시기였다. 요리하며 스트레스는 증발해버리고 식습관도 점차 개선해나갔다.

나뿐만 아니라 임신 준비하는 사람들은 한약 한 제쯤으로 먼저 시작하는 경우가 많다. 물론 나 또한 보약 한 제를 지어먹었다. 하지만 보약보다 중요한 건 평소 식습관, 건강한 섭생(攝生)의 힘이었다. 남편 덕분에 내 입맛은 강제적으로 많이도 변했다.

남편은 할랑할랑 자전거 코스와 '홍어 정식' 먹방을, 주말 데이트 코스로 짜왔다. 우리는 봄기운 머금은 냉이 크림파스타 대신, 흰 쌀밥 같은 알이 꽉 찬 주꾸미 제철 요리를, 분위기 있게 스테이크를 써는 저녁 대신, 하모하모 샤브샤브가 있는 한 여름날의 먹방을, 티라미수와 라떼가 있는 어느 가을날의 카페 데이트 대신, 집 나간 며느리도 돌아온다며 전어구이 마실을, 감바스에 와인 한 잔 대신, 겨울날의 조개구이에, 소주 한잔 나들이와 함께 했다.

새로운 계절을 제철 음식과 재료로 맞이하는 남편의 철저한 한식 식성 탓에 오랜 나의 식습관은 서서히 변해갔다. 결혼 전엔, '제발 한 번만 먹어봐라.' 떠 먹여주다시피 권하던 엄마의 권유에도 입 한번 벌리지 않던 딸이었다. 그런 딸이 꿈틀거리는 생낙지로 요리를 한답시고 밀가루와 소금을 넣어 벅벅 낙지를 주물 대는 모습을 보고 엄마는 만감이 교차했다고 한다. 배신감과 안도감 사이랄까. 삼십 년 평생 못 바꾼 딸의 식성을, 만난 지 1년 만에 결혼한 남편이 송두리째 바꿔놓았다고 하니 기가 막힐 노릇이었다. 그래도 엄마는 사위에게 감사해했다.

바뀐 일상의 식단 외에도 코를 부여잡으며 흑염소 진액을 마셨다. 일주일에 한 번은, 장어탕과 추어탕, 짱뚱어탕 등을 번갈아 가며 먹었다. 한 달에 한 번씩은, 흑염소 수육 한 점에, 흑염소탕 한 그릇으로 데이트를 즐겼다. 제철 음식과 보양식으로 꽉 채운 식단 덕분인지 겨울엔 수면 양말을 챙겨 신고도 '추워 추워' 하며 잠을 못 이루던 체질이참 많이도 바뀌었다.

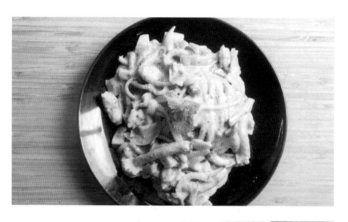

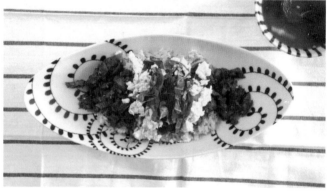

05

제철 음식 요리로
몸보신을 생활화하기

봄날의 주꾸미 삼겹살볶음

꽃시장과 수산물 공판장은 늘 같은 날의 코스였다. 한 손엔 한 단, 두 단 신문지에 싼 꽃을 한 아름 들고 왔고, 다른 손엔 짠 물이 뚝뚝 떨어지는 검은 비닐봉지를 손끝으로 잡고 왔다. 향긋한 향과 바다 향이 동시에 공존하는 날이었다.

주꾸미가 제철인 봄엔 늘 꿈틀거리는 주꾸미를 검은 봉지 가득 사 왔다. 멋모르는 새댁 장보기로, 처음엔 주꾸미를 그냥 들여왔다가 손질에 애먹었다. 생동감 있게 움직이는 녀석들을 밀가루로 마구 비벼 세척하고 머리까지 뒤집어 까서 내장을 손질하는 건 무척이나 호감이 안 가는 일이었다. 수산물 시장 단골 가게에 안면을 튼 뒤론, 늘 손질된 해산물을 집에 들여왔다.

주꾸미는 삼겹살과 어우러져 매콤한 볶음으로 즐기고 치즈 얹어 고소하게 밥까지 비벼 마무리할 수 있는 봄날의 제철 음식이다. 검은 봉지 속에서 사각사각 존재감을 드러내는 주꾸미 군단의 저돌적인 기세만 감안한다면 꽤 괜찮은 술안주다. 어느 날은 봉지를 열어 볼에 넣어주자마자 격하게 꼼지락꼼지락하더니, 갑자기 한 마리가 양푼 벽을 딛고 나오려는 기세에 요리 시작하기도 전에 외마디 비명을 내질렀던 적이 있었다.

단아한 꽃무늬 앞치마를 두른 새댁이 고운 자태를 뽐냈지만, 뱃심 깊숙한 곳에서 굵직한 소리가 나와 머쓱해 했다. 주꾸미와 함께 준비하는 식자재로는 삼겹살이 있다. 여기에 양파, 파, 고추, 깻잎, 치즈, 김 등을 준비한다. 오일을 둘러 팬을 달군 가운데 송송 썰어 넣은 파를 넣어주면 파가 타닥타닥 튀며 파 기름을 내어준다. 거기에 고춧가루를 흩뿌리면 매혹적인 고추기름으로 시작부터 흥미롭다. 고추장과 고춧가루, 간장, 올리고당, 매실 진액, 청주 등으로 양념한 주꾸미를 볶아주기만 하면 끝이다.

주꾸미는 오래 볶으면 질겨져서 센 불에 후다닥 볶아주었다. 볶음의 끝은 늘 깻잎으로 향긋하게 마무리했다. 남은 소스에 치즈 넣어 밥까지 비벼 볶아주면 남김없이 즐길 수 있는 봄날의 주꾸미 볶음으로 맛있게 보낸 저녁이 상당하다.

한여름의 병어 감자조림

남편과 연애하던 시절의 어느 날, "맛있는 거 먹으러 가자." 하는 말에 퇴근하기 30분 전부터 설레던 적이 있다. 여름날의 별미라 했다. 등이 은은하게 켜진 시원한 테라스에 앉아 먹는 바삭바삭한 피시 앤 칩스와 맥주만으로도 행복할 듯했다. 그런데 막상 도착한 곳은 천막이 허름하던 낡은 포장마차였다. 별다른 인사도 없이 포장마차 주인 할머니는 청양고추 넣은 번데기 조림과 성큼성큼 썬 생오이에, 된장만 애피타이저로 내어주고 가셨다.

이 남자는 대체 내 취향이라는 건 안중에도 없나, 화가 났다. 의외로 병어조림은 가격이 비쌌다. 그 돈을 주고 병어조림을 먹으려니 배까지 아팠다. 그 당시 남자친구였던 남편은, 나름 고급 생선이라며 천연덕스럽게 말했다. 하지만 주부가 되고 나서 난 여름철마다 병어 감자조림을 했다. 여름 병어는 밖에 나가서 먹기에도 비싸지만 수산물시장에서도 단가가 높은 생선에 속한다. 시장에서 한 마리에 2만 원 정도로, 비싼 몸인 병어는 밖에서는 45,000원 정도 줘야 먹을 수 있었다.

쌀뜨물에 퐁당 담가 비린내를 거두어준 병어는 지느러미만 조금 정리해준다. 비늘에서도 감칠맛이 난다는 말에 살결도 살살 긁어주었다. 병어엔 늘 하지감자가 짝꿍이다. 두툼한 두께로 썬 감자에, 양파, 청양고추와 대파를 준비한다. 육수에 병어와 감자를 함께 넣어 된장 약간, 고춧가루, 진간장, 맛술과 다진 마늘을 넣어 조려주었다.

간이 잘 밴 병어조림은 양념이 잘 밴 포근포근한 속살을 하지 감자와 함께 스푼으로 떠먹었다. 푸딩 먹는 듯 부드러우면서도 담백하다. 병어는 영양이 풍부하고 지방질이 적어 소화가 잘되는 생선이며 기력 회복에도 좋다고 한다.

가을엔 꽃게가 제철, 새우구이와 전어구이

가을 하면 예전엔 니트, 바바리 등을 들이기 바빴다. 이제 하늘하늘한 가을 스카프 대신 "국산 새우 1kg 얼마에요?"라고 묻는 새댁이 되었다. 수산물 시장도 풍성하게 하는 가을엔 새우, 전어, 꽃게 등 싱싱하게 들일 만한 해산물이 많았다. 그중 새우구이는 굳이 포장마차에 가서 먹지 않아도 집에서 간편하게 해먹을 수 있다. 그래서 가을엔 여지없이 파닥파닥한 새우를 들여왔다.

손질도 필요 없이 국산 생새우를 굵은 소금 흩뿌려준 프라이팬에 넣어주기만 하면 된다. 생새우 한쪽, 달걀 두 알을 얹어놓는 것도 잊지 않았다. 새우가 익어가는 다소 잔인한 소리를 견디고 나면 어느새 살이 오른 생새우가 핑크빛으로 변해있다. 새우 속살은 새빨간 초장에 찍어 먹고 새우 머리는 따로 모아 버터에 바싹하게 튀기듯 볶아준다. 바삭바삭한 새우에 맥주를 곁들여 목을 축이면 시원한 가을밤을 맞이할 수 있다.

새우만큼이나 간편하게 즐길 수 있는 가을 별미로는 전어가 있다. 집 나간 며느리도 돌아오게 한다는 전어는 가을에 즐겨야 할 필수 메뉴와도 같았다. 연탄불에 은근히 구우면 불 맛이 배어들어 더 맛있을 전어였지만, 집에선 에어프라이어 찬스를 쓰기로 했다. 새우구이와 전어는 그렇게 소주 한 잔, 맥주 한 잔을 부르던 가을날의 안줏거리다.

어느 가을날엔 사각사각 달그락 소리를 내던 꽃게를 2kg 들였다. 거품까지 물어대던 게의 카리스마와 역동적인 집게 질에 게를 내동댕이치는 수모를 겪고 나서야 게 요리가 탄생했다. 게의 기세를 꺾어본다며 뜨거운 물을 부어 괜한 게 다리가 우두둑 떨어지기도 했다. 다리 사이와 입 부분을 비롯해서 구석구석 불순물과 톱밥 등을 제거해주는 과정이 귀찮기도 했다. 게의 모래집과 아가미와 실랑이하는 이 순간이 올 거라곤 생각지도 못했었다.

그 사이 햄버거와 감자튀김, 파스타를 더 즐기던 새댁의 입맛은 많이도 바뀌었다. 난임 스트레스에 꺼져가던 새댁의 기운엔 점차 건강함이 감돌기 시작했다. 갑상선 기능 수치도 정상 범주 안으로 돌아왔다. 공격적이던 게와 활달하던 새우의 움직임을 꺾어가며 손질하고 요리하는 동안 난임에서 오는 고민도 한풀 꺾여갔다. 몸에 좋은 제철 음식을 먹으니 때때로 불편하던 속도 다스려졌다. 기분 탓인지, 가을이 와서인지 몸에도 따뜻한 기운이 감돌았다.

겨울엔 눈물이 가리비 삼합

제철 밥상 앞에서 늘 사이가 좋았던 건 아니었다. 스쿠버다이빙 오픈 워터 자격증을 딴다며 호기롭게 나섰던 필리핀 바닷속에서도 악 소리를 참지 못하던 새댁이다. 제 몸집보다 더 작은 바다생물들에도 겁이 질려 오들오들 떨던 새댁이었다. 바닷속과 바다생물은 신비로움보다 공포로 다가왔다. 스쿠버다이빙은커녕, 여름날 개흙에서 조개 캐기 체험 한번 해본 적 없던 새댁이었다. 바닷속, 바다생물, 바닷가는 새댁에게 신비로움보다 무서움 그 자체였다.

갓 오픈한 새댁 살림의 열정으로, 공포도 걷어내며 해산물 요리를 내었다. 겨울 어느 날엔 가리비 입을 칼로 벌리며 씨름 중이었다. 오븐구이로, 치즈와 함께 구워질 가리비였다. 일부 가리비는 소고기와 버섯과 함께 가리비 삼합으로 거듭날 예정이었다.

요리를 마치고 나선 늘 만든 요리를 입으로 가져가기보다 요리를 맛보는 사람의 반응을 먼저 살피게 되었다. 그런데 해산물을 건지며 요리한 사람의 수고로움을 생각이나 하는 건지 남편은 잔소리부터 내어놓았다. 365일 달달할 수만은 없는 신혼 일상 속엔 늘 다툼의 여지가 있는 소재들이 가득했다. 하필 애써 차린 밥상 앞에서 잔소리 공격이 시작된 것이었다.

가리비를 앞에 두고 때아닌 부부 싸움이 시작되었다. 꼬인 드라이기 선 정리법으로 시작된 말다툼은, 허물 벗듯 홀렁 벗어내진 바지로 옮아갔고, 무심코 푹 눌러 짠 치약에까지 튀어갔다. 약속 시각 30분 전부터 달달 볶는 시간 엄수가 문제가 되었고 바쁜 아침 시간, 오랜 화장실 사용에 불똥이 튀었다.

그동안 소고기는 바싹 구워져서 부드러움을 잊었고 가리비는 너무 많이 구워져 바싹 말라갔다. 애써 준비한 가리비 삼합 앞에 웬 잔소리 매너냐며 빨리 사과하라는 여자와 왜 사과하라는 건지 영문을 모르겠다는 남자의 싸움은 계속됐다. 그러다 결국 밥상 앞에서 또르르 흐르던 눈물을 보이고서야 싸움은 끝이 났다. 무색해진 분위기 속에 남편의 애먼 칭찬이 들려왔다. '가리비가 맛있네.' 나는 그 말에 마음이 풀려 가리비와 소고기에, 씻은 묵은지를 주섬주섬 얹어 남편 입에 고이 넣어주었다.

06

그 누구의 탓도 아니다

〈blame〉이라는 노래에선 온통 탓하는 말로 씁쓸하게 읊
조린다.

> I blamed it on heartache
>
> I blamed it on you
>
> I blamed it on mistakes and on empty truth
>
> I blamed it on secrets and words left unsaid.

고통을, 너를, 실수를, 텅 빈 진실을, 비밀을, 그리고 남아
있는 말들마저도 비난해.

누구든 코너에 몰리게 되면 남 탓할 기리부터 찾게 된

다. 탓하는 것만큼 한번 시작되면 꼬리에 꼬리를 물고 연속되는 감정이 또 있을까. 상황에 감정의 골은 더 깊어져만 간다. 그래서인지 '탓하지 않는 것'도 현명한 부부생활의 팁이라는 생각이 들었다. 부부싸움을 피하는 방법이었다. 부부가 난임생활을 슬기롭게 이기는 방법이기도 했다.

'당신 때문이야. 당신이 그렇게 해서 이렇게 되었잖아.'라는 식의 대화로 치닫지 않도록 해야 할 일이지만 신혼살림에서도, 난임 생활에서도 '탓하지 않기'는 어려운 일이었다. 애당초 '원인 제공자'라는 생각 따위 하지 않을 일이었지만, 나부터가 자유롭지 않았다. 시시때때로 나는 난임 시술 원인의 당사자라는 생각에 괴로워했다. 행여 비난이나 탓하는 소리가 들려올까 두려워 먼저 선제공격을 날리기도 했다.

'당신 덕분이야.'

우리는 평생, 일 년 중, 작게는 하루 중 몇 번이나 마음을 먹을까. 그런 생각을 표현하는 일이 몇 번이나 될까. 소소하게 감사를 표하는 것. 어느 상황에서나 긍정의 포인트를 찾아내는 것. '덕분'이라는 단어 하나에도 일상 속 숨어 있는 작은 파랑새 한 마리를 발견해본다. 그러나 '덕분'이라는 단어는 왜 이렇게 입 밖으로 내보내기 간지러운 일인지, 말처럼 쉽지가 않다. 반대로 탓하는 말, 나쁜 결과를 상대의 잘못으로 전가하는 말은 왜 이토록 쉬운 일인지 모르겠다.

삼십 년 평생 각기 다른 환경에서 저마다의 길을 걸어와 한 지점에서 만난 우리에게도 그런 일이 참 많았다. 치약 뚜껑을 닫는 문제에서부터 화장실을 오래 쓰는 일, 드라이기 선을 정리하는 법 등등. 좁은 화장실에서만도 지적할 거리는 넘쳐났다. 하물며 사소한 문제도 이러한데, 남편의 입장에선 이 모든 난임에의 고난에 탓하고 싶은 마음이 안 들었을까 싶었다.

난임이 나의 형편없는 난소 기능 수치로부터 비롯되었음을 알았을 때, 터무니없는 금액을 주사액으로 매달 흘려보내야 했을 때, 1년을 쉼 없이 달려왔건만 모든 수고로움과 노력이 허사인 것을 알게 되었을 때 '당신 때문이야.'

라는 마음 한 올 없이, 텅 비어가는 통장 잔고를 넉넉한 마음으로 바라볼 수 있었을까. 난임 당사자인 본인의 마음도 스스로 비난으로부터 지켜내기 힘든데, 타인의 시선이 차갑거나 안쓰럽거나 못마땅하면 무척 힘이 들기 마련이다. 나 역시 그러했다. 한껏 떨어진 자존감에, 불안, 걱정이 서려 있는 사람이 움츠러들지 않을 수 없는 일이다. 꽃을 피우기는커녕, 싹 하나 틔우기도 어려운 척박함 속의 사람이라면 더더욱.

땅에 뿌리내리기조차 두려운, 흔들리는 사람에게 사랑 대신 담대함을 줄 수 있는 사람이 단 한 명이라도 있다면, 견딜 수 있다. 바람에 몸을 함께 실어줄 수 있는 사람이 옆에 있다면 거창한 말도 필요 없다. 이 힘든 순간도 따지지 않고 함께 견뎌주는 사람 말이다. 다행히, 나에겐 애정 과잉의 소삭스러운 남편은 아니었지만 흔들리지 않는 단단한 뿌리의 사람이 곁에 있었다.

그와 나는 이런저런 말이 없이 난임 기간 많이도 돌아다녔다. 전국의 절을 돌며 수없이 많은 돌을 얹어놓고 보양식 맛집으로만 발 도장을 꾹꾹 찍고 다녔으며 난임이라는 단어를 잠시 잊을 수 있도록 걷고 또 걸었다. 어떤 상황에 대해 감정의 울림이 크지 않은 사람과 함께 사는 게, 나로선 다행이었다.

난임에 원인 제공자란 없다. 그도 아니고 그녀도 아니다. 탓하는 마음을 찾기보다 놓인 상황에 의연할 일이다. 난임이라는 척박한 사막을 현명하게 건너는 방법은 탓하는 마음을 갖지 않는 것이다. '덕분'이라고 말할 그 날이 곧 올 테니.

07

자기만의 대나무숲

마음도, 생각도 한번 엉키기 시작하면 매듭이란 게 좀처럼 풀리지 않을 정도로 엉망진창, 얽히고 만다. 엉킨 실타래를 풀지도, 어쩌지도 못한 채로 안절부절못하고 있다가 종래에는 가위로 싹둑 잘라버릴 때가 있다. '될 대로 돼라!'

괜히 마음이 꼬였을 때의 인간관계는, 더욱더 그러했다. 절망의 구렁텅이로 몰아넣던 관계 몇은 가지치기로 시원하게 잘라냈다. 결혼을 하고 나니, 시험관 시술로 아기를 기다리는 사람이 되고 나니 관계가 재정립됨을 느꼈다. 뭔가 바라는 게 있는데, 마음만큼 진도가 나가지 않을 땐 그런 사소한 감정들에도, 더 예민해지기 마련이었다. 물론 각각 다른 사람이라 마음이 데칼코마니처럼 완벽하게 같을 수도 없다. 내가 상처나 공격이라고 받아들이는 어떤 것들이 그 사람의 문제가 아니라 내 마음 상태, 받아들임에 문제가 있기도 했다. 하지만 서로의 입장을 이해하고 감정을 정리해나가는 일련의 과정이 번거롭다는 생각이 들었다.

어느 날, 병원 문 앞에서 이런 문구를 발견했다.

마음을 비우세요.

주변인을 정리하세요.

자신감을 가지세요.

주치의와 한 팀이 되세요.

원칙적인 치료를 선택하세요.

주변인을 정리하는 것을 최선의 선택으로 안내하고 있었다. 나도 결국, 시험관을 시작한 뒤로 서서히 주변의 인간관계를 정리했다. 몸도, 마음도 가뜩이나 예민해지는데

군이 관계에서 오는 번뇌들에 버거워하고 싶지 않았다. 한껏 부풀어 오른 풍선같이 팽팽해진 마음의 나와, 시험관 시술에 대해 1도 공감하지 못하는 타인이, 통할 수 있는 접점을 찾기란 애초에 어려운 일이었다. 심지어, 시험관을 주제로 모인 카페에서 만난 사람들도 각기 다른 시험관 시술 속도로, 또 다른 스트레스를 안겨주었다.

특히 시험관 시술 사례 중에서도 난소 기능 수치 저하로 난자 채취에서부터 버거운 나에겐, 더욱 그랬다. 우연한 기회에 난임 카페에서 만난 사람들과의 단체 채팅방에 들어갔다가 숨이 더 막혀와 가까스로 탈출했다. 모두 '난임병원 졸업'을 꿈꾸는 학생들이었지만 그 안에서도 꼴찌였던 나는 스스로 도태되었다. 인공수정이나 시험관이라는 단어 자체를 생소해 하며 내 예민함을 당최 이해 못 하던 평범한 친구들도 끊고 난임을 주제로 의지하던 사람들도 정리했더니 철저히 혼자가 되었다.

나는 내 생각과 감정에 충분히 귀 기울여주고 공감해줄 친구로 '글쓰기'를 들었다. 영화 〈패터슨〉에서 버스 기사인 패터슨은 그의 섬세한 세계가 무너질 때 화를 푸는 방법으로 그저 자신을 세계와 격리하는 방법을 썼다. 홀로 산책을 하거나, 일상의 소재들로 시를 쓰는 것이 그만의 방법이다. 나에게도 글쓰기는 모든 걸 받아들일 준비가 되어 있던 그런 친구였다. 공유는 하되 공감과 지지를 기대할 필요도 없었다. 쏟아내는 것만으로도 충분히 생각과 감정을 정리해주었으니까.

글쓰기 친구 중에서도 블로그와는 절친이 되었다. 하루하루를 기록하는 일기장이기도 했고 추억을 남기는 추억 저장소이기도 했다. 블로그를 대나무숲 삼아, 답답함을 외치기도 했고 창 삼아 여닫아보기도 했다.

블로그 안, 다른 이슈 속에서는 더 이상 시험관으로 고통받는 사람이 아니었다. 눈치 보지 않고 소통할 수 있었다. 나를 불쌍히 여길 일도, 나의 고통을 통해 자신의 삶을 위안 삼을 일도 없는, 누군가에게 가십처럼 전할 리도 없는 철저히 타인이었기 때문이었다. 잠깐 스치고 지나가면서 공감과 위로만 나누면 될 일이었다. 간혹 맞지 않거나,

부담되는 관계가 형성되었을 땐 조용히, '차단' 버튼을 누르거나 '이웃 끊기'를 하면 됐다. 어차피 기대 없이 시작된 관계라 안녕도 쿨해서 좋았다.

시험관 주제를 안고 맺은 온라인 이웃들은 서로 단단해졌다. 대나무숲에서 쌓은 SNS 우정으로, 얼마나 홀가분해졌는지 모른다.

08

적당한 음주는
난임 극복에 도움이 됩니다

직접 손수 요리해서 내는 음식마다 술 한 잔을 거쳐 가지 않을 수 없다. 우린 늘 반주와 함께했다. 칼칼하게 끓인 바지락술찜엔 소주와 함께 했고, 묵은지 송송 썰어 넣어 느끼함을 덜어낸 베이컨 카르보나라엔 와인을 마셨다. 맥주는 별다른 안주가 없어도 밤마다 놀러 오는 친구였다.

병원 일정이 없는 때에 그렇게 한 잔, 두 잔 홀짝이던 술은 우리 부부에게 이벤트가 되었다. 하지만 역시 마시다 보면 건강 생각을 안 하려야 안 할 수 없는 게 음주다. 시험관 시술을 시작하고 나니 건강 걱정이 더욱 구체화됐다.

'이렇게 자주 마시다가, 정자 질 떨어지겠어.'

진심으로 정자와 난자의 질을 걱정하기 시작했다. 좀 더 건강한 느낌으로 마셔보마 싶어, 간간히 상그리아를 만들었다. 상그리아는 스페인 가정에서 시원하게 만들어 마시는 전통 음료다. 레드 와인이나 화이트 와인에 사과, 오렌지, 복숭아, 레몬 등의 과일을 얇게 썰어 넣고 설탕 시럽 등을 넣어 마시는 칵테일 와인이다. 저렴한 와인에, 제철 과일만 몇 넣고, 오렌지 주스와 설탕 시럽, 계피가 있으면 간단히 만들 수 있다. 만들기는 쉽지만 마시기에는 더할 나위 없이 분위기를 돋아주는 멋진 와인이다.

주로 오렌지, 레몬, 라임, 사과, 복숭아, 멜론, 베리류, 파인애플, 포도, 키위, 망고 등을 많이 이용하는데, 집에 있는 과일만 넣어도 충분하다. 치즈나 칼리마리 등의 해산물 요리, 육류에 곁들어 먹으면 더 좋다. 부부관계마저 달달해졌다. 난임에 지치기 쉬운 그대에게, cheers.

마음에까지 청량감을 주는 또 다른 술로는 모히토기 있

다. 분위기 좋은 바에서 한 잔 마시기엔 비쌌던 한 잔이라 직접 만들어 홈 칵테일로 종종 즐겼다. 마음은 몰디브 가서 한 잔이었지만 가난해진 난임 살림에 몰디브는 어불성설이었다.

모히토는 헤밍웨이가 사랑했다는 칵테일이기도 한데, 집에도 쿠바의 아바나 술집을 거니는 기분을 낼 수 있었다. 바카디 럼에, 토닉워터 넣고 라임은 짜내고 애플민트는 으깨 시원하게 마시는 모히토 한 잔. 민트 향과 라임 향 사이, 기분까지 상큼해지는 느낌이었다. 모히토는 상그리아보다는 재료 구하기가 쉽지 않다. 채취든 이식이든 실패의 역사를 기록한 날에는 모히토를 이벤트 삼아 마셨다. 마음을 청량하게 해줬던 한 잔이다. 그러나저러나 cheers라며.

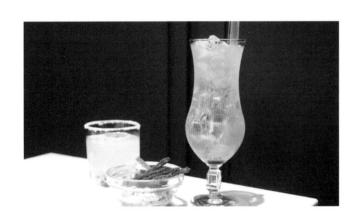

부부관계 딜레마

난임병원에 다니기 전엔 늘 배란일에 민감했다. 배란일은 한 달 중 가장 의미 있는 날이다. 배란일에 맞춰 날을 잡아야 하는 부부관계가 마냥 격의 없이 뜨거울 수는 없었다. 배란일 전에 3~4일 정도 관계를 금했다가, 배란일에 맞춰하면 더 임신 확률이 높아진다는 말에 성욕을 일부러 억누르기도 했다. 아니 정확히는 남편의 끓어오르던 욕망이 억눌림을 당했다고 해야 맞겠다.

배란일을 앞둔 어느 여름날, 고흥 갯장어를 몇 마리 들였다. 고흥 갯장어는 빠른 조수와 개흙으로 다른 지역 갯장어보다 더 맛있다고 하여 고흥산을 애써 주문한 것이었다. 거친 물살과 단단한 개흙을 버텨내느라 살이 찰질 데로 오른 갯장어를 하모 샤브샤브로 저녁 상차림으로 준비했다. 그 끝엔 임신 성공이라는 큰 그림이 그려져 있었다. 포근포근하게 익은 갯장어에, 부추까지 살짝 익혀서 얹어주었다.

그런데 소주를 과하게 마신 남편님은 소파에 앉아서 그대로 잠이 드셨다. 얼마나 기다렸던 배란일인데. 큰 그림을 그리기는커녕 남편의 드르렁드르렁 코 고는 소리에 분노지수만 드높였다. 한여름 밤의 거사는 꿈으로 끝났다.

난임병원에 다니기 시작한 후, 큰 고민에 빠졌다. 보온성과 섹시함을 동시에 충족시키는 잠옷은 없는 걸까. 수족냉증의 숙제를 안고 사는 내게 섹시함이란 기대할 수 없었다. 수면 바지를 배까지 올려 입고 복부에 워머까지 두른 상태에서 그 누가 섹시함을 논할 수 있단 말인가. 까면 깔수록 옷들이 나왔다. 나는 그야말로 털북숭이였다. 기초체온은 올라갔지만 타오름 지수는 한없이 내려갔다. 한겨울의 거사도 그렇게 끝이 났다.

난임병원에 다니기 시작한 뒤로도 얼마 동안은 배란일을 계산하기 바빴다. 나는 언젠가부터 배란일에 연연하지 않기로 했다. 모든 게 물 흘러가듯 자연스러운 게 가장 좋은 법이라며 자기 합리화했다. 정자 채취 전 부쩍 신경을 썼던 정력에 좋은 음식들 일색의 상차림도 점점 평범해졌다.

배란일이든, 아니든, 정자 채취의 날이든, 아니든. 자연스럽게 불타오르는 게 좋은 일이었다. 마음이 편안한, 준비된 엄마 아빠에게 어떤 방법으로든 아기 천사는 찾아들 테니 말이다.

불교대학 들어보셨나요?

　일주일마다 한 번씩 불교대학에서 진행하는 수업을 듣고 공양간에서 내어주는 절밥까지 먹고 오는 일정을 소화했다. 불교대학 수업을 듣기 전, 10시 예불부터 참여했다가 식사 후 차담까지 하고 올 때도 있었으니, 오전을 절에서 보냈다고 과언이 아니다. 비단 불교가 아니더라도 종교에 의지하는 것은 난임을 차분하게 이겨내는 방편이 아닐까 싶었다.

　실제로 내게 불교대학 수업은 힐링 그 자체였다. 향냄새에 코를 힐끗거리며 규칙적으로 울리는 목탁 소리의 청아함에 귀 기울였다. 눈으로는 불교 경전을 눈에 담고 왔다.

군이 개인사의 아픔을 공유하지 않아도 되었고, 참회를 명목으로 반성하지 않아도 되었다. 차분하게 마음을 가라앉히고 내 마음을 들여다보는 행위, 욕심으로부터 자신을 내려놓는 것부터가 시작이었다. 주중에 한 번씩 진행되는 경전 공부 외에 주말엔 절 탐방으로 마음에 힐링을 허락했다.

절은 늘 맑은 공기의 숲길도 거닐게 하며 마음 잔잔해지는 처방을 내어주었다. 부처님의 진신사리와 가사를 봉안한 불보(佛寶)사찰인 통도사에서는 금강계단을 세 번 돌며 마음 깊이 빌고 왔다. 통도사 무풍한송길을 걸으니 그간의 번뇌가 씻겨져 나간 기분이었다. 부안 내소사에선 보물찾기하듯 설렘으로 절을 누비고 왔다. 단아하고 소박한 분위기의 내소사엔 아름다운 꽃 창살이 있었다. 돌계단에 올라 오래된 나뭇결이 숨 쉬던 꽃 창살이 아름다워 한참을 들여다봤다. 내소사 꽃 창살 사방 연속 무늬와 빛바랜 소지(素地) 단청은 그 어떤 SNS 속, 화려한 장소보다 매력적이었다. 답사객마다 절로 심호흡을 하게끔 하는 장관을 보여주는 600m의 전나무 숲길 역시 내소사가 주는 또 다른 선물이다.

난임 기간 중 한 달에 두 번 이상 절 마실을 떠났었는데 그 중, 가장 인상적이었던 곳은 보성의 대원사였다. 늘 내가 먼저 검색해서 찾아갔던 다른 절과는 달리, 보성 대원사는 친정엄마의 이끌림으로 다녀왔던 절이다. 대원사에 들르기 전 친정엄마는 웬일인지, 바나나 우유를 비롯한 여러 간식과 아기의 배냇저고리 등 아기용품들을 샀다. 보통 절에는 꽃이나 쌀, 현금 등을 보시하곤 했었는데 이상할 일이었다.

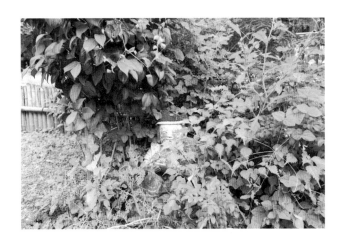

보성 대원사는 태아령 기도 도량이라고 했다. 태아령 천도를 위한 지장보살인 태안지장보살상 주위에 태아령을 상징하는 빨간 모자를 쓴 아기 불상들이 많았다. 다소 미스터리한 분위기의 절이었다. 대원사에서 친정엄마는, 아주 오래전 유산이 되었다던 잃어버린 태아를 위한 제사를 지냈다. 준비해온 간식들을 올리고, 배냇저고리는 불태웠으며 엄마만이 아는 기도를 올렸다. 누군가에게, 집안에 유산된 아이가 있으면 그 아이의 영혼이, 다른 형제자매를 질투하여 가로막기도 한단다.

이곳 대원사에는 사연은 각기 달라도 잃어버린 아이를 위해 기도하러 오시는 분이 많다고 했다. 의학의 힘을 빌리는 중에도, 임신에 진전이 없어 힘들어하는 딸을 위해 엄마는 기도했다. 지난날의 아픔을 몇십 년이 지난 이제야 어렵게 꺼내었다. 참회하고 달래었으며 빌었다. 그게 미신일지라도.

할랑할랑 걷다 온 다른 절들에 비해 대원사 나들이는 한없이 무거웠다. 나오는 길에 보니, 태아를 형상화한 빨간

털모자를 쓴 아기 불상을 높은 돌탑들이 감싸고 있었다. 이 동자상을 감싸는 돌탑은 부모들이 참회의 뜻으로 쌓은 돌무덤이라고도 했다. 태아령이 지장보살을 어머니 삼아 맺힌 한을 품고 다시 태어날 준비를 한다고 했다.

내 아이를 위한 엄마의 참회가 하늘에 닿아, 한을 풀고 새로운 생명을 허락할지 의문이 들었다. '우리는 한꽃'이라 새겨진 한꽃 문을 넘어 대원사를 나왔다. 꽃잎 하나하나가 서로 엮여서 꽃송이를 이루는 것처럼 자연과 사람은 하나, 홀로 피는 꽃이 없다고 한다. 우리의 삶도 수많은 인연으로 이루어져 있다는 의미를 담은 문이었다.

집에 돌아와선 부처에게 올리는 밥인 마지까지 든든하게 먹었다. 임신이 안 되어 힘들게 시험관 시술 중이라는 말을 들으신 보살님이 내어주신 마지였다. 친정엄마는 한동안 불교 경전을 필사했다. 대원사를 다녀온 후 6개월이 채 안 돼서 난 임신을 했다. 기분 탓이라고 해도 좋다.

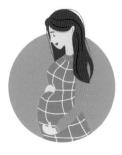

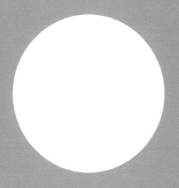

병원 투어에서 시술,
이식 성공까지

01

첫 시술은 소파수술

집에서 광주터미널까지 대중교통으로 약 1시간 소요된다. 광주-부산행 고속버스는 약 3시간에서 3시간 30분 정도 소요된다. 부산터미널에서 P 대학병원까지 지하철 2번 환승을 해야 해서 약 1시간 소요된다.

다섯 시간을 부지런히 달려 가까스로 P 대학병원 난임센터에 도착했다. 가쁜 숨을 몰아쉬며 잠재우기 바쁘게, 이름이 호명되길 기다렸다. 의사 선생님을 마주하는 시간은, 15분 남짓이었다. 그마저도 의사 선생님과 얼굴로서 마주하는 시간보다 나의 은밀한 곳을 통해 상황을 체크하는 시간이 더 길었다. 굴욕적인 자세로 앉아 가림천 너머로 의사 선생님 얼굴 한번 힐끗, 뭣도 모르는 초음파 사진 한번 힐끗하다 보면 진료 시간은 끝이 난다. 그 짧은 진료 시간을 감내하며 2015년 10월에만 3번 부산행 버스에 올랐다.

10월엔 소파수술을 진행한 후, 11월부터 본격적으로 과배란에 들어가기로 했다. 소파수술은 자궁 내벽을 깨끗하게 해서 착상을 돕는 수술이라고 했다. 내 생애 처음 맞이하는 큰 수술이었다. 나중에 돌이켜보니 소파수술은 그리 큰 수술이 아니었는데도 친정엄마까지 대동하고 큰맘 먹고 갔던 자리였다.

잠시 옛날, 엄마가 자궁 수술을 받던 때가 생각이 났다. 엄마와 아주 살가운 사이도 아니었지만 그때 난 지독히도 엄마 옆에 붙어 있었다. 엄마에게, 여자로서 큰 의미의 수술일 것 같아서였다. 모르긴 몰라도 몸보다 마음이 더 아플 것 같았다. 우리 세 딸이 잉태되었던 소중한 자궁과 작별 인사를 하는 날이기도 했다.

엄마의 자궁 수술이 끝난 후, 나는 연신 눈물을 훔쳤었다. 마취에서 아직 깨어나지 못해 알 수 없는 소리를 웅얼웅얼하던 엄마의 모습에 겁이 났었다. 그때의 엄마는 내게 뭐라고 했었을까. 내게 울지 말라고 했을까. 엄만 괜찮다고 했었을까. 사실은 슬프다고 했었을까. 이번엔 엄마가 아닌, 내가 수술실로 들어가고 있었다. 애처롭게 나를 바라보던 엄마의 눈빛이 보였다.

결혼한 지 6개월 남짓 된 새댁만의 풋풋한 활기 대신, 서글픔과 먹먹함만이 온 사방에 가득했다.

02

과배란 주사의 심리학

　과배란 시작과 함께, 주사와 더불어 사는 일상으로 넘어 갔다. 생리 21일째부터 저녁 일정 시간에 로렐린 0.03CC 를 자가 주사했다. 난자 채취 3일 전까지 매일 저녁 함께했 다. 아침에 퓨레곤 350과 더불어 굿모닝. 저녁에 퍼고베리 스 1개, 메소푸어 75, 로렐린 0.03과 인사했다. 아침저녁으 로 생소한 이름의 주사액을 내 몸 안에 주입했다. 생리 3일 째부터 아침저녁으로 배에 맞았던 주사였지만, 혼자 주사 를 놓을 때마다 마음은 매번 몽글몽글해졌다.

　다른 집 커플들의 모습이 힐끗거려졌다. 신랑이 주사 를 놓아주기도 하며 '오구오구 우리 애기 아팠쪄.' 하는 혀

짧은 소리로 위로해주기도 한단다. 남편은, 여러 개 놓아둔 주사 앞에서 망설이는 손길에도 늘 무심했다. 난임 기간 한결같이 무심했던 남편이었다. 병원에서 한 차례 시술을 거칠 때마다 몇백만 원이 숭덩 나가던 그 허무한 순간에도, 이식 실패 후 수치가 0.1 나왔던 그 처절한 순간에도, 난자 채취에 번번이 실패해 막막했던 순간에도, 그는 한결같이 담담했다. 그가 감정을 격하게 표현했던 단 한 번의 순간은, 서울 병원 의사 선생님께 난자 공여에 관해 듣던 때뿐이었다.

"아래로 자매가 있으시다니, 다행이네요. 난자를 공여받는 것도 하나의 방법이 될 수 있어요." 난자 채취 실패로 임신이 어려운 경우 자매에게 난자를 공여받아 수정란을 이식하는 경우도 있다는 의사의 설명이었다. 남편은 처음으로 펄펄 뛰었다. 한참을 분노하곤 '아이 없이 잘 살면 돼.'라는 말로 혼자 감정을 마무리 지었다. 그 말이 위로하는 말처럼 들렸다. 커플 중 한 사람만이라도 무심함을 견지해서 다행이었다. '왜 난자 하나 변변찮지 않냐.'라고 한탄하는 사람이 아니라 '아이 없다고 인생이 끝나랴?'라고 말해줘서 다행이었다.

　주사는, 난자 채취 이틀 전 2개의 오비드렐과 IVFC2000
을 밤 11시에 맞고 잠드는 것으로 끝이 났다. 그렇게 정해
진 시각에, 일정한 주사액을 주입하여 난포를 키웠다. 과연
이렇게 해서 원하는 아기를 만날 수 있을까 의구심이 들었
지만, 손 떨어가며 과배란 주사를 열심히도 맞았다.

　'우리끼리 잘살면 돼.'
　남편의 말을 들은 이후로는, 더 가벼운 마음으로 주사에
임했다. 이는 남편만의 오구오구 방식이었다.

03

첫 난자 채취와
이식의 순간

애당초 P 대학병원 난임센터는 '단 한 번의 이식 끝, 임신 성공'이라는 성공 사례를 듣고 찾아갔던 곳이다. 그랬기에 난자 채취 당일에도 큰 걱정은 하지 않았다. 수면 마취 도중, 간혹 엉뚱한 소리를 하는 경우도 있다고 하던데 '나는 무슨 엉뚱한 소리를 하려나?' 생뚱맞은 걱정 속에 담담하게 난자를 채취했다.

하지만 여느 다른 사람들의 화려한 난자 채취 성적표와는 달리, 숱한 과배란 주사를 거쳐 나에게서 나왔던 난자는 겨우 4개뿐이었다. 그 마저도 난자의 상태상, 냉동은 불가능했다. 신선 배아로 3개 중 2개만을 이식한다고 한다.

10월에 3번, 11월에 3~4일꼴로 다섯 번을 오가던 부산행이었는데, 겨우 난자 3개 채취하여 신선 배아로 이식이라니…. 수정하여 냉동할 수 있을 만한 알찬 난자는 하나도 없다는 말이 더 야속했다.

다른 사람들은 평균 10개 이상의 난자를 채취하고 냉동 보관한다고 한다. 이식을 여러 번 거쳐도 성공할까 말까 낮은 확률이었다. 냉동할 수 있는 난자가 없다는 말은 무슨 의미일까. 4개밖에 난자가 채취되지 않았다는 건 무슨 의미일까. 딱히 와 닿지 않았다. 그 의미를 헤아리려는 시도조차 하지 않았다. 아직 이식 성공에의 희망은 남아 있다고 생각했다.

이식하고 나서 진료실 베드에 상당 시간 동안 누워 있었다. 다른 사람들은 초음파 사진을 받아들고선 임신을 확인한다. 난 작은 배아 세포가 두 개 있는 사진을 받았다. 배아 사진이든 초음파 사진이든 알 수 없는 사진이긴 매한가지다. 일단 착상이 되길 기도했다. 착 달라붙어라. 하지만 착상보다 당장 광주까지, 집으로 돌아가는 길이 걱정이었다.

걷는 걸음걸음, 조심스럽게 디뎠다. 걷다가 행여 배아가 흘러내리는 건 아닐까 비과학적인 걱정에 사로잡혔다. 이식 날, 집으로 향하던 내 발길은 참으로 더뎠다.

이식 후, 피검사가 있던 16일까지 온종일 누워만 지냈다. 착상에 도움이 된다는 음식들만 먹을 때를 제외하곤 이불과 한 몸이었다. 먹을 때 앉고 화장실 갈 때 일어날 때 빼고는 시체 놀이만 했다. 딱히 병원에서 누워만 있으라고 한 건 아니었다. 과하게 움직이기라도 하면 배아 두 녀석이 찰싹 붙어 있지 않고 떨어질 거라 생각했던 거였다. 얄팍한 생각이었지만 안심할 수 있는 유일한 방법이었다. 드라마를 정주행했다가, 영화도 봤다가 책도 봤다가 일어나서 전복, 소고기, 추어탕 등을 오가다 다시 누워 잠들기를 반복했다. 몸은 한 곳에 누워있었지만 생각은 이리저리 탁구공처럼 이리 튀고 저리 튀었다.

- 무증상이면, 무증상인 게 맞나요?
- 피검사 전에, 갈색 혈이 나왔는데 어떡하나요?

난임 카페에서 지나가는 아무 사람을 붙잡고 물었다. 몸은 무증상과 갈색 혈 사이를 오갔다. 마음은 사진 속 배아들이 찰싹 붙어 뭉게뭉게 수정되는 생각에 구름 위를 날았다가 주룩 흘러내려 이미 온데간데없이 사라진 걸 이렇게도 붙들고 있는 건가 우울함 속에서 헤엄도 쳤다. 그야말로 자발을 떨었다. 몸은 여전히 이불 속이었다.

며칠 후, 꼭 부산까지 가야 하는 걸까 투덜거리며 다시 먼 길을 나섰다. 몇 분의 피검사를 위해 몇 시간 가는 길이었다. 피검사 수치는 0.1로 맥없이 끝이 났다. 나는 3킬로의 살을 얻었으며 교통비를 제외하고 330만 원의 카드값 명세서를 받았다.

실제 시술비 4,717,800원 + 처방비 491,400원 − 정부지원비 190만 원

광주와 부산을 오가며 2개월간 들였던 노력의 결과는 냉동 난자 0으로 끝났다. 그리고 이식 실패. 이날은 집으로 돌아오는 길이 유독 멀었다. 겨울바람에 코끝이 시렸지만 눈시울만은 뜨겁게 화끈거렸다. 사상터미널 앞 광장 한

가운데 서서, 남이 보면 영문 모를 눈물을 한참이나 쏟아 내었다. 무슨 사연이 있나, 궁금함의 눈초리가 몇 지나갔다. 민트색 냉장 가방을 든 손끝이 시려왔다. 가방 안엔 갓 처방받아 따끈따끈한 영양제와 성장호르몬 주사가 차갑게 들어 있었다.

첫 이식 실패는 안 좋았던 난자 질 때문으로 추정된다고 했다. 나는 이식에 실패한, 난임 '환자'였다.

04

내 이야기가 될 수도 있었다

'난소 기능 저하'라는 단어가 이토록 와 닿았던 적은 없었다. 첫 시술이 실패로 끝나고 나니 현실이 눈에 보였다. 다른 도시로의 병원 나들이, 2개월간의 힘들었던 진료 끝엔 형편없는 결과와 어마어마한 액수가 찍힌 카드 명세서만이 남았다. 새댁 정서론 상상도 안 될 초라한 성적과 새댁 살림 규모론 감당이 안 되는 숫자들이 나열됐다.

"배란일을 잡는 게 의미가 있을까요?" 배란일을 잡아주던 일반 산부인과 병원 의사 선생님의 에둘러 말하는 완곡어법보다, "원래, 1차 이식으로 성공하기란 하늘의 별 따기입니다." 이식 실패 후, 위로를 건네던 난임센터 선생님의 위로하는 한마디보다, 난자 4개 채취 중, 미성숙 난자 1개. 냉동 0. 이식 실패 0.1의 숫자들과 몇백만 원을 넘어서는 숫자들이 나를 숨 막히게 했다. 이식 실패 후 2개월이 지난 시점에도 카드 대금은 할부로 나타나 실패를 환기시켜줬다. 카드 결제일 때마다 나는 얇은 지갑과 남편의 눈치 사이를 오갔다.

시간이 지체되면 지체될수록 떨어지는 건 난소 기능 수치만이 아니었다.

첫 번째 시술로 망연자실을 경험하고 현실을 직시하고 나서야, 몇 개월 전 대수롭지 않게 듣던 친구의 이야기가 뒤늦게 생각났다.

"(너의) 결혼식에 갈 수 있을지 모르겠어.
이식에 실패하면 갈 수 있고
이식에 성공하면 아마, 못 갈 것 같아…."

내 결혼식의 참석 여부에 대해 미리 언질을 주던 절친한 친구의 고백이었다. 그때의 난, 친구의 말을 흘려들었었고 서운해했다. 난임, 시험관 시술이라는 단어는 내 인생의 이슈가 아니라고 생각했던 철부지 새댁이었다. 친구의 이식 후 심정을 헤아릴 줄 아는 배려심이 들기보다 내 결혼식에 친한 친구가 참석이 불투명하다는 사실에 서운했다. 결혼을 앞둔 자의 설렌 마음만 남아 있었다.

'이식이 뭔지, 내 알 바는 아니다.'까지는 아니었지만 '베스트 프렌드인 네가, 내 결혼식에 못 온다고?'란 생각에 섭섭한 마음이 앞섰다. 친구의 사정이 헤아려지지 않았다. 원인보다는 불참석 가능성, 결과 통보가 괘씸했다. 서운함과 괘씸함의 물음표와 느낌표만 마구 남발하고 있었던 얄팍한 우정이었다.

이제야 친구의 이야기를 되뇌게 됐다. 이식 실패가 내 일상의 한 지점에 종적을 남긴 후에서야. 이기적인 우정이었다. 결혼 준비에 들떠, 절친의 이야기는 '내 이야기는 아닌, 남의 이야기'로만 치부했다. 새삼 반성하게 됐다.

병원을 쇼핑하다

광주에서 첫 시술을 시작하기 전, 난임 카페에서 여러 글을 읽었다. 그중 광주 병원을 2곳으로 압축시켰다. 많은 산부인과 중, 난임병원을 찾는 것, 그중에서도 내 몸에 맞는 적절한 난임 처방을 내려줄 의느님을 만나는 것도 빠른 난임병원 졸업의 중요한 팁 중 하나였다. 적절한 처방을 넘어, 정서적인 교감으로 힘든 마음마저 어루만져 주신다면 최고일 수밖에. 결국 이러나저러나 임신에 성공하여 난임생활을 청산하게 해주는 마지막 병원이, 난임 환자에겐 좋은 병원이다. 그것이 곧 좋은 인연이고.

병원 선정 과정에서, 시험관 시술을 비밀로 할 것인가는 나중의 문제였다. 소문이 나면 어쩔까 전전긍긍하기보다 우선 급한 불을 끄는 것이 먼저였다. 나는 최대한 여러 곳에 도움과 정보를 구했다. 책을 뒤적거리기엔, 지금의 내 현실과 동떨어진 내용이 많았다. 시험관 시술의 아픔조차 직접 경험해보지 못한 채 의학 정보만 있는 의료인의 서적도 많았다.

일단 난임 카페를 통해 압축한 병원 둘 중에서 한 곳을 선택하기로 했다. 첫 번째 병원과 두 번째 병원의 온도는 매우 달랐다. 첫 번째 병원의 의사 선생님은 세상의 모든 따뜻한 말과 응원의 메시지를 보여주셨다. 마음을 열고 기댈 뻔했다. 시작은 온기가 넘쳤으나 결국 자궁경 제안과 각종 영양제, 호르몬 주사 추천으로 끝이 났다. 뒤도 안 돌아보고 병원 문을 닫고 나왔다.

딱한 사정을 어루만지는 듯하면서 뒤로는 이익을 챙기기 바쁜 타입 같았다. 또는 마음이 열리지도 않은 상태에서 진도만 혹 빼려 하는, 흔한 썸남과도 같았다. 첫 이식 실패 이후, 생리 주기가 틀어진 데다, 두 번째 생리는 한참 늦어져서 겁이 덜컥 났던 때였는데 빤히 보이는 병원 영업에 마음이 상했다. 늦어지는 생리에 대한 처방으로, 생리 유도제만 맞고 피검사만 몇 번 하고선 첫 병원은 리스트에서 지웠다.

두 번째 병원에서의 온도는 차가울 정도로 무미건조했다. 간호사들은 기계적이거나 사무적이었고 의사 선생님은 무관심한 듯 차가운 느낌이었는데, 과배란 시술에 자신감을 내비치셨다. 첫 번째 병원처럼 이것저것 권하지 않으셨다. '무미건조함'을 '쿨함'으로 해석하고 두 번째 병원에서 시술을 진행하기로 했다.

두 번째 시술 결과,
난자 0

부산에서보다 더 쉬울 거라는 예감은 보기 좋게 빗나갔다. P 대학병원 난임센터보다 물리적인 거리는 가까웠지만, 기계적으로 움직이는 의료진 사이에서 심리적인 거리는 멀었다. 병원 내에서의 대기시간은 지루할 만큼 길었다. 살뜰히 주사 종류를 기록하던 1차 시술 때와는 달리 2차 시술 때는 주사 종류도 기록하지 않았다. 주사 한 대 한 대, 맞을 때마다 자기연민과 서러움 사이를 오가지도 않았다. 한 템포 쉬어가는 겨울을 보내고 온 봄날의 나는, 한결 가벼워져 있었다.

배란일 테스트기를 잡고서 신랑에게 괜한 압박감을 주지

않아도 되었고 설마 하는 마음으로 아침의 첫 소변에, 임신 테스트기를 갖다 대지 않아서 좋았다. 기대감을 덜어내니 실망감도 덜해서 좋았고 스스로 날짜를 헤아리며 신경을 곤두세우지 않아도 돼서 좋았다. 그건 남편도 마찬가지였을 것이다. 그저, 병원에서 내어주는 주사들과 약을, 빼곡히 민트색 냉장 가방 안에 담아와 병원에서 하라는 대로 과배란 주사를 맞기만 하면 됐다. 부지런히 난포를 키워 난자를 채취할 날만 기다리면 되니 차라리 마음이 편했다.

초음파상으로 난자가 6개 정도 보인다고 했다. 겨울에 충전했던 에너지들이 난자들에 힘을 실어주었나 싶어 안도했다. '아무리 유명한 병원이라고 한들, 부산까지 가는 먼 걸음이 지치게도 하였지. 여행이 아닌 병원 가는 길이었으니까.' 병원을 옮기길 잘했다며 스스로 칭찬도 해보았다.

그런데 막상, 난자 채취일, 난자는 1개만 채취되었다는 전화를 받았다. 그나마도 미성숙 난자라며 폐기했다고 한다. 결국 0이었다. "걱정은, 제가 합니다." 다소 사무적이던 의사 선생님의 말씀을 쿨내나는 확신으로 받아들이고 내심 기대했는데 난자 채취 0이라니. 참담함과 함께, 끝없이 자존감은 나락으로 떨어졌다. 폐기했다던 미성숙 난자 하나가, 이렇게 아쉬워질 줄이야. 다 큰 아이를 잃기라도 한 듯, 죽은 아이 불알 만지는 엄마의 심경 즈음 되어 심히 먹먹해졌다.

이 정도는 아니었잖아. 과배란 주사를 몇 대를 맞았는데. 그간 먹었던 영양제의 양은 얼마만큼이었는데. 이 한 번의 시술에, 228만 원의 돈이 들었는데! 이식은커녕, 채취에서부터 실패라니. 대체 어디서부터 잘못된 걸까.

매번 심한 생리통에, 급기야 119 구급차에 실려 신촌 어느 병원 침대에 눕혀졌던 그 날부터 이미 잘못되었을까. 자궁 내막에 작은 낭종이 있다고 하던 그때, 수술로 단박에 제거하지 않고 차츰 사라지기를 기다렸던 게 문제였을까. 남들은 다 덥다고 하는 여름날에도, 춥다며 양말을 신고 담요를 감싸게 했던 체질이 잘못된 걸까. 몇 해 전, 자궁 수술을 받았던 엄마를 보건대 유전적으로 자궁이 약한 걸까. 6개나 보인다고 했던 난자들은 대체 어디로 사라진 걸까. 그마저도 살아남지 못한 미성숙 난자는 그토록 약했던 걸까.

남들은 20~30개의 난자를 냉동시켜놓고 야금야금 꺼내어 이식해도 매번 실패를 맛본다고 했다. 사람에 따라서는 7년 이상 난임생활을 한다는 사람들도 있다고 했다. 그런데, 나에게는 한 번의 이식도 이렇게 어려운 걸까. 희망을 품으며 온기를 가득 채워 넣었던 겨울보다 더 혹독한 겨울 속으로 나는 다시 들어갔다.

나에게서 싹이나 틔울 수 있으려나.
씨앗 하나 생성해내지 못하는 척박함으로, 난 엄마가 될 수 있으려나.

07

불면증 & 남 탓하기

마음에 불안감이 깃들 때, 선잠의 물결 속에 자주 꾸는 꿈이 있었다. 꿈속에서 나는 늘 아테네에서 산토리니로 들어가는, Blue Star Ferry 위에 서 있었다. 차가운 아침 안개만이 내려앉은 스산한 길을 종종걸음으로 걸었다. 서둘러 탔던 배였다. 한 손엔 캐리어 하나와 다른 한 손엔 배 근처 행상인에게 산 투박한 빵 하나만 들려있었다.

그때의 난, 합격 소식을 기다리느라 애가 닳았다. 필기시험과 3차에 거친 면접 결과는 2주 뒤에 나오기로 되어 있었다. 면접과 그룹 토의를 거쳐 심층 면접까지 어렵게 올라간 자리의 끝에 서 있었다. 그 결과를 기다리는 시간이 애가 타, 도망치는 중이었다. 기다리는 그 기간마저도 숨이 차올라 천국행과 지옥행을 오가던 일상에서 벗어나고 싶었던 것이었다. 산토리니에라도 도망치고 싶었다. 겨울에는 관광객이 급격히 줄어들어 주민들마저 없다는 텅 빈 섬이었다.

그러다, 배 위에서 기다리던 소식을 듣게 되었다. 산토리니에 닿기 전, 에게 해(Aegean Sea)의 어느 지점 위였다. 예정보다 빠른 결과는 희소식이었지만, 메일은 congratulation이 아닌 sorry letter로 시작했다. 절망감이 너무도 깊어, 이대로 에게 해의 바다에 침전하고 싶을 정도의 심정이었다. 나는 세상에서 가장 아름다운 섬에, 가장 불운한 사람이 되어 들어가고 있었다. 꿈에서 깼다.

sorry letter를 받은 이후로, 나는 한참을 괴로워했다. 면접관의 마지막 한 마디가 잊을 만하면 뇌리를 스치고 지나갔다.

'See you in 2 weeks(2주 내로 다시 보자).'

이번 시술을 기점으로 머릿속에 맴도는 한마디가 하나 더 추가되었다.

'걱정은 제가 합니다. 난자가 6개 보이네요.'

난자 채취가 하나도 안 될 수가 있을까. 한 번도 해본 적 없던 신기한 결과였다. 의사의 마지막 말 한마디에 배신감이 느껴졌다. 예전 두바이에서 희망의 메시지를 잠시 건네었던 애먼 외국인 면접관을 탓했던 것처럼 이제 난 '너무 걱정하지 말고 따라오기나 하세요.'라고 자신 있게 말하던 의사 선생님을 탓하고 있었다.

무난히 성공할 것처럼, 자신 있게 말하지 말았어야지.
금방 합격할 것처럼, 다시 만나자고 말하지 말았어야지.
난자 하나도 채취 못 할 거라면, 6개나 보인다고 희망을 주지 말았어야지.
그렇게 실패할 거라면, 걱정은 내가 한다고 자신하지 말았어야지.

희망이 없는 자에게 뭐라도 잡고 싶은 게 실낱같을 가능성이다. 결과에 자신 없는 자는, 지나간 과정에서 가능성이라고 보일만 한 단서라도 붙잡고 싶어 곳곳을 탐색한다.

이렇게 말했으니, 이런 게 아닐까?
그 남자가 이렇게 행동하던데, 이런 의미가 아닐까?
사정이 있다고 하던데, 그 사정 때문이 아닐까?
이런저런 신호를 보내던데, 뭔가 달라진 게 아닐까?

대부분은 가능성의 단서를 찾아 애쓰는 순간 직감한다. 될 거라는 희망의 가능성보다 이미 틀렸다는 현실의 힌트를 미리 내어주는 때가 많다. 갈망하는 자에게 현실은 유독 잘 보이지 않는다. 희박한 확률은 이미 결론지어졌으나 긍정의 대답으로 위안이라고 삼고 싶음이다. 아니, 인정하고 싶어 하지 않다. 그 딱한 상황은 타인의 눈엔 늘 명확하게 보인다.

'글렀어. 텄어. 어려울 것 같아.'

이미 목구멍까지 나오는 대답은 정해져 있지만 조심스럽다. 자칫 사실이라도 말하는 때엔, 도리어 미운털이 박히기 마련이라. 묻는 화자가 기대하는 '답정너'에게 답을 '해'주거나 다른 사례를 들어 에둘러 위로하는 것이 상책이다. 이러나저러나 일이 그르치면 탓은 듣게 되어 있다. 그것이 내 탓이든, 아니든 간에. 일을 그르친 자는, 남에게서라도 원인을 찾고 싶어 하므로. 괜히 옆에 있는 사람만 난감해진다.

08

과배란과 저자극 사이

텅 빈 눈으로 드라마를 봤다. '별일 아니라는 말보다, 괜찮을 거라는 말보다 나랑 똑같은 상처를 가진 사람이 있다는 게 백배 천배 위로가 된다.'는 드라마 대사에 공감했다. 나랑 똑같은, 나보다 더 열악한 상황에서 성공했다는 사례를 찾아 난임 카페를 거닐었다. 텅 빈 마음으로 혼자 절을 거닐기도 했다.

난자 채취 0이라는 이미 끝난 이슈는 지워버려야 했다. 하지만 충격이 컸던 모양인지, 혼자 곱씹는 날들이 여럿이었다. 표정 없이 눈가에 눈물이 맺히는 날들이 많았다. 의미 없이 눈을 돌리다가도 시선이 머무는 곳에선 어김없이 내 상황을 연민하고 나를 탓할만한 거리를 찾아냈다. 모든 것들이 부정적으로 돌아가고 있었다. 난임의 굴레에 걸려, 내 안온했던 신혼 일상마저도.

난임 지원금을 제외하더라도 2번의 채취와 1번의 이식에만 600만 원이 넘는 돈이 들었다. 직장도 그만둔, 외벌이 신혼살림으로 감당하기 어려운 돈이었다. 난임의 원인이 나에게 있다는 자책감이 들었다. 결혼 후, 자연스럽게 건너가야 할 임신, 출산, 육아로의 단계로 건너가지 못하고 있다는 생각도 들었다. 남편의 눈도, 시댁 식구들의 눈도, 제대로 마주치기 어려웠다. 난임 시술을 시작하고 나니, 경제난과 임신 실패로 오는 스트레스, 주변의 눈치, 떨어지는 자존감 등 감당해야 할 것들이 많았다.

차라리 모르는 게 나을 수도 있었을까.
난소 기능 수치란 건.

난임 이슈로 얼룩진 새댁 일상이 서글펐다. 몇백만 원 어치의 과배란 주사를 맞는다 한들, 난자 하나 채취하지 못하는 열악함 속에서 과배란 주사가 실효성이 있을지 의문이 생겼다. 민트색 가방 안에 가득 담아와 꾸역꾸역 맞았던 과배란 주사들이, 자궁 안에서 그대로 공중분해 돼버린 느낌이었다. 자연 주기와 저자극에 대해 궁금해지기 시작했다.

두 번째 병원에선 과배란 주사로 대응해도 워낙 저반응군이라 반응이 없다고 했다. 그리고 지인에게서 새로운 병원을 추천받았다. 대구에 있는 M 병원이다. 부산, 광주에 이어 대구라니. 너무 자발인 건가 싶기도 했지만 지금의 나는 서울, 대전, 대구, 부산 가리지 않고 전국을 방방곡곡 뛰어야 했다. 내 난자가 어기적어기적 걷다, 완전히 멈춰버리기 전에.

한의원 투어

　병원 쇼핑에 이어 한의원 투어가 시작되었다. 쇼핑이라
고 하기엔 전혀 즐겁지 않은 발걸음이었다. 하지만 양방,
한방 가릴 것 없이 노력해야 했다. 뭐라도 다 할 태세였다.
한의원은 단기적인 치료 효과보다는 체질 개선을 목적으
로 다녀야 했다. 나에게 맞는 한의원을 찾는 것도 과제 중
과제였다. 사정이 딱하다는 듯 잠시 듣다가도 난임 패키
지 명목으로 고가의 난임 프로그램을 내미는 한의원들이
태반이었다. 과도하게, 약과 비싼 패키지 치료만 권한다는
생각에 반감만 설렁설렁 일었다.

　그러다 난임 카페에서 검색을 통해 '이곳에서 한약 지어

먹고 시험관에 성공했어요.'라는 글을 발견하게 됐다. 그것도 멀지 않는 동네에서 말이다. 난임 카페에서 '성공'이라는 단어는 늘 눈을 번뜩 뜨이게 하는 단어다.

발걸음을 재촉했다. 성공했다는 사람의 동선을 따라 걷다 보면 나 역시 성공에 이르지 않을까. 심장이 두근거렸다. 비싼 난임 패키지를 권했던 한의원보다 허름하고 작은 한의원이었다. 정확한 처방과 수치가 내려지는 양방 병원과는 다르게 한의원에서의 시간은 천천히 흘렀다.

한의원에서 받는 주된 치료는 한약 처방과 침, 뜸 치료로 진행되었다. 찬 몸에 체질 개선이 필요하다고 했다. 따뜻한 뜸을 무심히 배 위에 놔주고선 자리를 떠나시는 한의사 선생님이 계셨다. 침을 놓고 뜸을 놓을 땐 늘 정적이 흘렀다. 타들어 가는 한약재 냄새를 맡으면서 잠시 눈을 감았다. 몸에 따뜻한 기운이 감돌았다. 나는 한의원에서 내 생각 안에서만 움직이는 유일한 30분을 보냈다. 아무것도 하지 않는 시간. 휴대폰에서조차 자유로운 시간. 그러다 간혹 잠이 들기도 했다. 몸과 마음이 평온해졌다.

10

마이너스의 늪

주식처럼 파랑이와 빨강이를 오가던 나날.

난임이라는 단어를 빼니 간혹 기분이 빨강으로 올라오는 날들도 있었지만, 절대 양봉 구간은 많지 않았다. 파랑이 나락으로 떨어지는 구간에선 바닥이 어딘지도 모르게 쌍바닥행이었다. 그러다 몸도, 마음도 조금 잔잔해졌다고 생각했던 어느 날 나는 대구행 고속버스에 몸을 실었다. 이번에도 여행은 아닌, 병원행으로 나섰던 길이었다. 나의 첫 대구 방문은 M 병원에서 시작되었다. 지인의 추천으로 그나마 가까운 병원을 결정한 것이었지만 그것도 3시간이나 걸리는 거리를 오가야 했다. 그간의 진료 기록을 들고서 떨린 마음으로 찾아갔다.

대구 M 병원의 삼신할매 선생님께서는 다행히도 '채취 못 할 정도는 아닌데.'라며 갸우뚱하셨다. 두 차례의 과배란으로 처절한 실패를 맛본 뒤라 (내 쪽에선) 저자극을 말씀드렸지만, (선생님께서는) 단기 길항을 다시금 추천하셨다. 야스민이라는 피임약 복용 후 한 달 생리를 의도적으로 멈추게 한다고 한다. 두 번째 달에, 난자 모음을 극대화한다는 것이다.

피임약까지 복용해서 생리 기간을 조절해가면서까지 과배란을 시도해야 하나, 의구심이 생겼다. 몸에 무리가 가지 않을까 걱정이 되었다. 의사 선생님의 처방을 무작정 믿고 따르는 것도 난임 환자의 소임이거늘. 걱정으로 시작된 이 병원에선 마음부터가 쉬이 열리지 않았다. 거듭된 과배란 실패로, 얇아질 대로 얇아진 지갑 탓도 있었다. 또다시 과배란으로 맛보는 실패보다 감당 안 될 마이너스의 늪이 더 두려웠다.

피임약을 한 번씩 빠뜨려서인지 6월 3일 부정 출혈인지, 생리인지 모르는 피를 봤다. 놀란 가슴에 예정에 없던 초음파를 받았다. 내막이 2mm 정도 얇아졌다고 한다. 결국 대구 M 병원을 혼자서 정리해버렸다. 아직 마음의 준비가 덜 되었나 보다.

11

난소에서 생긴 일
(난소 낭종)

난임을 이유로 산부인과에 자주 드나들게 되었지만 30년 평생 몇 번 갈까 말까 했던 이 병원의 문턱은 매번 높기만 했다. 여성인 내 몸 중 가장 은밀하고 소중한 부위를 검사하는 곳인데도 산부인과 문을 열기도 전에 좌우를 살피게 되는 건 무슨 연유인가 싶었다. 옷을 벗고 의자에 다리를 벌리고 앉아, 다리를 올리는 그 순간엔 여전히 눈이 질끈 감아졌다.

불과 2주 전에도 들렀던 산부인과였다. 그런데 배가 아파지는 건 또 무슨 이슈인지 여러 생각을 해봤다. 변비, 소화불량, 복부비만. 혼자 이 생각 저 생각, 얕은 의학상식으로 여러 원인을 분석해봤다. 결국 2주 만에 굴욕 의자 위에 앉고 내 자궁을 초음파로 대면했다. 난소에 물혹이 생겼다가 터진 흔적이 발견됐다고 했다.

주기적으로 병원 검진에, 한의원 진료, 한약까지 살뜰하게 신경을 썼는데 물혹이라니. 살뜰하게 정성을 다했는데 뒤통수를 한 대 맞은 듯한 느낌이 들었다. 대체나, 오른쪽에, 아직 고여 있던 물의 흔적이 있었다. '피가 아니라 다행이다.'라는 말에 위로받긴 했지만 또다시 드는 자괴감이 일었다. 다른 사람들에겐 한없이 쉬워 보이던 그 길이 나한테만은 유독, 왜 이리 멀고 험난한 걸까. 잠시 잊고 지냈던 이슈들이 다시 여기저기서 고개를 빼꼼 내밀었다.

남들보다 좀 더딘 속도이긴 해도, 삶의 방향성만은 잘 다잡고 가면 절대 늦지 않다고 늘 생각해왔었는데. 결혼에 이어, 임신에도 그 더딘 속도가 적용되나 보다. 억울한 마음마저 불쑥불쑥 들었다. 난소 낭종은 난소에 생기는 종양으로 수액 성분으로 차 있어서 물혹이라고도 불린다. 배란 주기에 따라 생겼다 없어지는 기능성 낭종이 있고 자연 소실되지 않는 양성 난소 신생물(혹)이 있다고 했다.

간절하게 기다리던 일은커녕 엉뚱한 녀석들이 터졌다. 반갑지 않은 이벤트였다. 만약 터지지 않고 더 커지기라도 하는 때엔, 아랫배 통증이나 배뇨장애를 유발하고 꼬여버리는 경우엔, 난소에 출혈 또는 골반염으로 인한 수술까지 감내해야 한다고 한다. 이마저도 다행으로 여겨야 할까.

골반염 예방을 위해 항생제를 먹기로 했다. 일단 먹고 있던 한약도 잠시 끊기로 했다. 요가도 당분간 멈추라고 하셔서 이것저것 잠시 멈추었다. 주기적인 검사나 여성 건강에의 예민함은 늘 필요한 거라며 위안을 삼기로 했다. 이러나저러나 쉬어가라는 하늘의 계시인가 보다.

12

나는야 병원 유목민

역삼동 주택가를 지나갈 때만 해도, 할랑할랑 기분이 좋았었다. 2년 남짓 살던 옛 동네였다. 예약 시간이 다가와 병원을 찾아가는 발걸음은 그다지 가볍지 않았다. 간만에 콧바람 쐬러 오는 서울 길이면 얼마나 좋았겠느냐만. 병원이란 하늘을 날아 투명한 하늘 아래 몰디브로 간다고 한들, 결코 설레는 길은 아니다.

부산, 광주에 이어 새로운 병원을 찾았다. 임신과 출산의 종착점으로 가는 마지막 병원이 되길. 이번엔 서울이다. 과배란 때보다 더 적은 양의 약을 쓰되 내 몸에 맞는 방법으로 저자극이든 자연 주기든 빨리 시작하고 싶었다. 늘 조바심내지 말고 여유를 가지라는 조언을 귀에 딱지 앉도록 듣고 사는 임신 준비자이지만, 하루에도 몇 번씩 희망과 우울감 사이를 반복하는 예비 엄마기도 했다.

난소 기능 저하 수치는 늘 시간에 쫓기게 했다. '공난포'는 그야말로 공포였다. 둘 다 몇 달 전까지 생소한 단어였을 뿐인데.

이런 내 조바심을 알기라도 한 듯 담당 원장님은, 불안감에 휩싸인 채 안달이 나 있던 나를 진정시켜주셨다. 신뢰 가는 목소리와 젠틀한 자세, 스마트해 보이던 외모만으로도 이미 내 눈에선 꿀이 떨어졌다. 거침없이 쏟아내는 내 질문에 친절하고 이해하기 쉽게 설명해주셨고, 한가득 쌓인 걱정과 두려움을 한 꺼풀씩 걷어 내주시니 그저 고마울 따름이었다.

시술뿐만 아니라 의료진과의 교감 또한 환자의 상태에 꽤 많은 영향을 미치는 게 분명했다. 진심 어린 시술이 어느 때보다 필요한 때였다. 느낌이 좋았다. 접었던 희망을 조심스레 펼쳐내며 병원을 나섰다.

　잘해보자, 이번엔.

　첫날 진료비로 나온 146,700원의 비용 영수증을 호기롭
게 구겨버렸다.

또 그렇게 시간은 간다

오후 2시 예약을 앞두고 아침 댓바람부터 부산스럽게 준비해 나갔던 길이었다. 그런데 갑작스레 온 전화에 불현듯 힘이 빠졌다. 매번 오후 2시 진료로 예약했었는데 오늘은 오전 진료라는 통보였다. 아니면 내일 오란다. 전날, 예약 문자도 친절하게 보냈었던 병원 예약실에선 언제 그랬냐는 듯 생각 없는 물음을 내뱉고 있었다.

다른 지역에서 먼 길을 부랴부랴 가는 환자이거늘. 병원의 무성의한 조치는 힘이 푹 빠지게 했다. 부랴부랴 병원에 다다른 시각은 12시 50분. 이미 담당 선생님은 병원을 나가고 안 계셨다. 대리 진료해주기로 한 선생님은 외줄 나가셔서 오후 1시 15분쯤에나 들어오신다 했다. 막무가내식 안내였다. 화가 치밀어 올랐지만, 마음을 다스리고 기다려보기로 했다. 결국 1시 20분이 넘어서야 다른 선생님을 만나 뵙고 초음파를 봤다.

배란이 생각보다 빨리 이루어져서 채취를 위해선 오후에 주사를 맞고 내일 채취를 해야 한단다. 정액도 내일 채취하기로 결정되었다. 병원 진료 외에 모든 게 예상치 않게, 빠른 속도로 진행되고 있었다. 내 몸 안의 속도인지라, 그에 관해 탓할 생각은 추호도 없었다. 불과 월요일에 봤던 진료인데 두 밤 사이, 이렇게 빠른 진전이 있었을 줄이야. 흘러가는 모양새론 이번에도 실패할 확률이 높았다. 채취하기도 전에, 노력하는데도 힘들다고 느껴지는 인연이라면 깨끗이 포기하는 게 옳다고 스스로 위안 삼았다.

하루하루 아까운 시간이 이어졌다. 그냥 보내고 마는 시간이 얼마나 큰 의미인지는 아무도 모른다. 정작 내 몸 안에서 자력으로 씨앗 하나, 틔우지 못하고 있다는 자괴감이 얼마나 큰지는 아무도 모른다. 설렘 반, 두려움 반으로 길을 나서는 사람의 발걸음이 얼마나 무거운지, 아무도 모른다.

이번에도 쉽게 인연의 끈을 내어주지 않을 모양이었다. 힘들게 하는 인연도 놓으려고 할 때 강하게 이끌어주기도 하던데. 언제 그랬냐는 듯 인연이 되기도 하던데. 빛이 안 보이는 터널 길에 두렵기만 했다. 한 치 앞을 모르고 그저 걷기만 하는 사람이었다. 콘크리트 차가운 땅에서 씨앗을 찾아 헤매고 있었다. 누군가는 의미 없다고 말하려나. 그렇더라도, 이색적인 산책길이라고 생각하면 조금은 더 나으려나. 또 그렇게 시간은 간다.

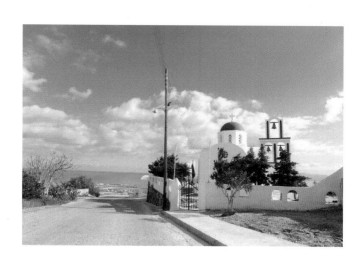

정액 채취,
유쾌하지 않은 일

신랑과의 M 병원 첫 방문 날이었다. 그리고 냉동 보관을 위한 첫 정액 채취의 날이다. 인공수정이나 시험관 아기 시술을 위해선 정액 채취가 필수다. 보통은 내원해서 채취한 정액은 작은 용기에 담아 연구실로 보내진다.

시험관 시술을 시작하면 각종 주사에, 호르몬 약에 정신적으로나, 육체적으로나 힘들어지는 건 아내 쪽임이 분명한데… 산부인과라는 익숙지 않은 병원, 그것도 작은 방에서 포르노 영상을 앞에 두고 마스터베이션을 통해, 정액 채취를 해야 하는 남편의 마음도 마냥 유쾌하지는 않을 것 같아 괜히 미안해졌다. 아기를 기다리며 준비하는 시험관 시술은 마음을 아무리 굳게 다잡아도, 예비 엄마와 아빠에게 힘든 여정인 건 분명하다.

일이 그르치는 과정에 서 있는 두 사람 중, 길을 돌아가게 만드는 유책 배우자의 경우엔 심리적으로 움츠러들기 마련이고 유책 배우자로 인해, 덩달아 고생길에 접어든 배우자의 경우엔 '너 때문에'라는 탓하는 마음을 온전히 거두기 어렵다. 나 역시 병원에 한 번 올 때마다, 한 병원에서 다른 병원으로 옮길 때마다, 실패가 거듭될 때마다 '내 탓이오.'라는 전제에 스스로 옭아매고 있었다.

설령 배우자의 입에서는 아무 말도 나오지 않았음에도. 아무 말이 없는 상황 속에서도 그랬을진대, 배우자의 입에서, '탓'이라는 단어가 내뱉어지는 순간, 그런 낌새가 감지되는 순간 난임 환자에게 그 현실은 또 다른 지옥의 불구덩이가 될 것은 자명한 현실이다.

어느 날 동생이 문득 한 책에 관한 이야기를 하며 사진을 보여줬다. '나에게 고맙다.' 사진을 보는 순간, 나도 모

르게 냉소적인 한 마디가 새어 나왔다. 나에게, 고맙지 않
은데 왜 그런 부정적인 대답이, 한 치의 망설임도 없이 나
왔을까. 대답한 나도, 대답을 들은 동생도 모두 놀라, 잠시
정지 모드였다. 언제 이런 부정적인 마음으로, 먹구름 낀
생각만 부글부글하고 있었을까. 웃으면서 이 과정도 추억
할 수 있는 훗날이 빨리 왔으면 싶었다.

상황을 그르친 것만 같은 나 자신을 탓하지 않을 수도,
심리적으로 위축이 안 될 수도 없는 상황의 연속이었다.
그 상황 속의 난, 어찌 됐건 나에게 고맙지 않았다. 주변에
서 아무 탓도 하지 않은들.

저자극과 설상가상 저반응군

M 병원에서 두 번째 텀이 시작됐다. 관찰 주간으로 삼자 했다가 채취를 못 했던 첫 번째 달을 아쉽게 보내고 3일째에 첫 방문을 했다. 초음파를 보니 오른쪽에 기초 난포가 3~4개 정도 보인다고 한다. 이번엔 저자극으로 도전해보기로 했다.

이 병원은 몸에 친화적인 자연스러운 방법으로 진행하는 시험관 시술을 지향하고 있었다. 주로 난소 기능이 약한 예비 엄마들에게 잘 알려진 병원이다. 저자극 시험관과 자연 주기 시험관 시술을 대표적으로 많이 했다. 나는 저자극 시술로 진행해보기로 했다. 과배란 약제를 써도, 반응력이 낮아 효율이 크지 않았기 때문이다. 여러모로 신체적으로도 경제적으로도 부담이 덜했다.

오늘 상담 끝에 받은 주사는 고날에프 150mL와 페마라를 포함해 두 종류의 약이었다. 배란유도제인 페마라는 원래 유방암에서 차단돼야 할 에스트로겐의 생성을 차단해주는 보조 치료제다. 에스트로겐(E2)의 생성을 차단하면서, 난소 내의 안드로겐을 증가시켜, 지속적인 난포의 성장을 유도하는 촉진제로 기능을 한다. 이 페마라로 동난포의 동시 성장을 유도하면 여러 개의 동난포가 8~10mm 크기로 약에 반응한 것을 확인할 수 있다고 한다. 여기에서 부족한 것을 소량의 과배란 유도제로, 난포를 끝까지 성장시키는 것이라고. 그게 고날에프인가 봐.

어려운 설명이었지만 정해진 시각에 일정한 주사액을 주입하기만 하면 됐다. 다시 긍정적인 마음으로 힘내보기로 했다.

쉽게 말해, 고용량의 주사와 약물들로 뷔페를 차려줘도,

먹는 아이들이 많지 않다고 한다. 뷔페의 음식들이 무의미했다. 이번엔 이전의 과배란 주사보다 차린 것도 없었다.

- 고날에프 150mL × 2, 폴리트롭과 세트로타이드 × 2

- 난자 채취 하루 전날, 난포성숙 주사

- 약은 페마라에 이어, 셀레브렉스만

M 병원에서 두 번째 텀의 주사와 약은 부산 P 대학병원과 광주 P 병원에서 진행했던 과배란 때의 주사와 약보다 정말 소소한 정도였다. 그야말로 저자극.

중간중간, 초음파와 피검사를 통해서 본 결과는 저반응군이었다. 엎친 데 덮친 격. 난소 기능 저하에, 저반응군이라니. 과배란 유도 시 과배란 약제에 반응해서 난포가 성장하면 난자를 채취할 수 있다. 나 같은 경우 사실 아무리 많은 약을 투여한다고 해도 소용이 없었다. 부산, 광주, 대구 유명하다는 난임병원 세 곳을 거치고 나서 저반응군 소식을 처음 들었다. 새삼, 병원을 옮기는 과정에서 보냈던

두세 달의 아까웠던 시간이 나름대로 의미 있는 과정이 아니었을까 생각해봤다. 내 몸에 맞지 않는, 과도한 약과 주사는 내 몸에도, 내 지갑에도 적절하지 않은 처방이었을 테니까.

이제 자연 배란에 맞춰, 자연 주기에 도전하는 방법 외엔 딱히 방법이 없었다. 시험관 시술 환자 중에서도, 난소 기능 저하에 저반응군에까지 속한 나는 꼴찌 중의 꼴찌였다. 어쨌든, 과배란보다는 더딘 여정일 테지만 내 몸엔 더 현명한 방법일 거라는 걸 믿으면서, 현실을 받아들이기로 했다.

16

세 번째
난자 채취와 실패

1년 전까지만 해도 난자 하나, 난포 하나에 이렇게 민감해질 줄 몰랐다. 그런데 '오늘 일정'을 보니, '소중한 난자 채취의 날'이었다. 차가운 수술대에 누워있으려니 온몸에 힘이 들어가면서 긴장감이 엄습해왔다. 초음파로 채취할 난포의 위치를 확인한 후, 초음파 기기와 함께 가느다랗고 긴 바늘 침을 넣었다. 채취할 난자 양이 많은 분은 수면 마취로 진행한다고 하던데 채취할 개수가 적은 난, 거의 맨 정신이었다. 바늘 침으로, 난포 안에 있는 일종의 체액과 함께 난자를 얻는다고 했다. 수 분, 따끔따끔, 불편한 느낌이 들었다.

채취를 마치고 30분 정도 누워있다 다시 탈의실로 돌아 갔다. 채취 전, 긴장 모드에선 안 보였던 아늑함이 눈에 들어왔다. 진료실 한쪽 구석에서 꾸벅꾸벅 졸고 있던 남편의 모습도. 그는 늘 내색을 하지 않았다. 아이들을 부적 데리고 나오는 친구 모임에서, 서운한 감정이 들었을 텐데도. 오히려 무덤덤한 척, 위로 아닌 위로를 건네던 남편이었다. '여보 일어나.' 무심하게 한 마디 던져 남편을 깨웠다. '여보, 미안해. 여보가 고생이 많다.' 목까지 차오르던 말이 있었지만 하지 않았다.

소중한 난자 채취의 날엔 총 944,140원의 영수증이 뒤따랐다. 진료비 영수증 보고 다시 한번 다리가 후들거렸다. 병원 진료 두 번이면 명품 가방을 하나 사겠구나. 싸우자.

채취 후 일주일간의 기다림 끝에 (채취) 결과를 들었다. '미성숙 난자'로 인한 난자 채취 실패였다. 다시 공난포. 그동안의 노력도, 마음 씀도, 썼던 돈도 모두 물거품으로 끝이 났다.

"난자가 미성숙했다는 건 일반 체세포의 2배 염색체인 $4n=92$의 DNA를 가진 난자로⋯ (블라블라) 난자 자체의 크기가 작고 주위에 붙어 있는 과립막 세포도 작아 매우 딱딱한 상태이며, 현미경 수정을 통해서도 수정이 되지 않는 난자⋯ (블라블라)"

그냥 실패였다. 이과적으로, 문과적으로 아무리 긍정적으로 해석해보려고 해도 답은 그냥, 실패. 전화로 결과를 통보받고선 목이 메어 아무 말도 못 했다. 눈물만 흘리는 중이었다. 차근차근 위로해주는 말들 너머로, 난감함이 느껴졌다. 남의 마음 따위 헤아릴 여유가 없었다. 몇 번을 더 해야 마음이 단단해질까. 과배란에 이어 저자극, 자연 주기까지 넘나드는 적극적인 난임 치료로 대응했는데⋯.

이식은커녕, 난자 채취마저도 실패의 역사만을 남기고 여름이 끝났다. 따질 힘도 없었다.

17

난자 공여라고요?

저자극 시술이라, 다른 여느 때보다 더 빈번하게 어려운 걸음으로 서울 병원으로 향했다. 어느 날, 믿고 의지하던 의사 선생님에게서 충격적인 조언을 듣게 되었다.

"혹시 자매가 있으신가요?"

아무것도 아닌 그 질문을 조심스럽게 꺼내는 그 말에 역시 아무렇지 않게 대답했다. '아래로, 자매가 둘 있어요.' 이 평범한 대화에, 의사 선생님은 갑자기 '다행이네요.'라고 말했다. 자매가 있다는 것, 그것도 아래로 두 명의 자매가 있다는 것이 어떤 이유로 다행인 걸까.

"이렇게 난자 채취가 어려운 경우, 부득이한 경우에는 자매들로부터 난자를 공여받기도 합니다."

그날, 남편은 시험관을 시작한 이래로 처음 목소리를 부들부들 떨었다.

"난자 공여라고요?"

남편의 코끝이 빨개졌다. 진료실엔 떨리는 목소리를 다 잡으려는 듯 목을 가다듬는 남편의 소리와 침을 꿀꺽 삼키는 의사 선생님의 소리만 들렸다. 적막이 흘렀다. 난자 공여라니, 기가 막힐 노릇이었다. 드라마에서 나올 법한 제안이었다. 남편은 더 이상 말이 없었다. 내 손을 잡고서 담담히 진료실을 나왔다. 병원에서 집으로 돌아오는 길, 우린 서로에게 아무 말도 하지 않았다. 흔한 한숨조차 나오지 않았다.

저녁 즈음 소주 한 잔을 들이켜고 나서야 그동안 말이 없었던 남편은 입을 열었다. 처음으로 화가 났노라 고백했다. 아이를 안 낳았으면 안 낳았지, 그렇게는 안 하겠다고.

새삼 이 남자에게 미안해졌다.

18

마인드컨트롤 하는 일상

10월이다. 병원을 또 옮겼다. 다시 광주로 돌아왔다. 시험관 시술을 위해 처음 부산대 병원을 찾았던 게 작년 10월 말이었으니 딱 1년이 지났다. 내 인생에, 시험관 시술이라는 낯선 단어가 들어선 지. 어떤 이들은 고작 1년 가지고 무슨 넋두리냐고 생각할 수도 있다. 하지만 난소 기능 저하로 한 달 한 달, 애를 써도 난자 1개에 만족할 수밖에 없는 나로선 그 1년이 빼곡하게 길었다.

매번 병원에 갈 때마다 같은 생각을 했다. 손에 든 민트색, 이 약품 보냉 가방(주사액을 아이스팩에 넣어서 일정온도 이하로 차갑게 유지해주는 가방)이 티파니 박스라면 얼마나 좋을까, 부질없는 바람이었다. 그렇게라도 혼자 피식 웃어야 했다.

1년이 지나니 달라진 것도 있었다. 벌벌 떨며 맞던 배 주사는, 덜 아프게 맞는 방법을 터득했다. 늘어나는 뱃살이 든든한 위로가 되었다. 가끔 청승이었던 병원 가는 길엔 언제나 신나는 댄스 음악으로 기분을 전환했다. 발라드 음악이 배경처럼 깔리면 어느새 눈물이 뚝, 마음 한편 묻어 놨던 자기 연민이 발동되기 십상이라.

1년이 지나도 변하지 않는 것도 있었다. 매달 숫자가 많이 붙은 병원 진료비에 숨을 몰아쉬었다. 남편이 농담처럼 '가난해~'라고 툭 던지는 말 한마디도 오랫동안 마음 한구석에 묻어뒀다. 한 달마다 겨우 수정란 1개를 허락하는 인색함엔 억울한 생각만 들었다.

시험관 1주년을 기념하는 날 밤 9시, 드라이브할 겸 기분 내며 도로를 달렸다. Black Pink의 〈휘파람〉 노래로 위안 삼았다. 시원한 밤공기를 맞으며, 신나는 노래 속에 드라이브하는 기분은 언제나처럼 좋았다. 일부러 들썩들썩, 어깨춤까지 추었다. 엉덩이 근육주사를 맞으러 병원에 가는 길이었다. 어색한 춤사위 너머로 또 많은 생각이 오갔다.

'괜찮다, 괜찮다. 괜찮다.'

꽃과 마주하는 일상도 괜찮다.

어두운 터널의 끝이, 어디쯤이라고 힌트라도 준다면 더 괜찮겠다.

그래도 그간 잘 버티었다. 괜찮아질 거야.

억지로 달달함을 불어넣었다. 다소 과장되어도 이렇게 기념해야 했다.

19

난자 채취만 7번째

이식은 한 번, 실패. 난임 시술 시작 1년 반 만에 모은 난자는 2개뿐이었다.

- 부산 p 대학병원: 4개 채취, 2개 이식 실패

- 광주 p 병원: 채취 실패

- 서울 m 병원: 3차, 4차 채취 실패

- 광주 c 병원: 5차, 6차 채취 1개씩

이번엔 조금 일찍 난자 채취 일정이 잡혔다. 이쯤 되니 좋은 징조가 아니라는 예감이 밀려왔다. 아니니 다를까 지궁 내막이 두꺼워질 시간이 없었다는 이유로 이식은 미뤄졌다. 그래도 7번 즈음 채취에 임하다 보니 여유가 생겼다. 5번째 병원이었던 광주 c 병원엔 수다 떠는 기분으로 가볍게 다녔다.

공난포의 공포가 서려 있던 채취의 날에도 다만 한 개씩이라도 난자를 허락해서였을까. 내친김에 냉동 보관까지 허락해주어서였을까. c 병원의 의사 선생님 방 곳곳에 꽂혀 있는 여행 사진들을 눈으로 훑으며 도란도란 이야기를 나누는 즐거움이 있어서였을까.

꽃 같은 그대,
나무 같은 나를 믿고 길을 나서자.

타는 가슴이야 내가 알아서 할 테니
길가는 동안 내가 지치지 않게
그대의 꽃향기 잃지 않으면 고맙겠다.

'걱정은 제가 합니다.' 의사 선생님의 목소리는 차갑지 않았다. 온갖 미사여구를 다 동원하여 화려한 언변으로 따뜻하게 위로하지도 않았다. 그저 이수동 시인의 〈동행〉이라는 시에서의 나무와 같았다. 나무 같은 선생님을 믿고 길을 나섰다.

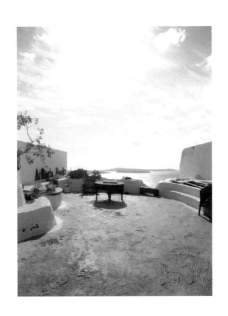

20

봄날의 이식과 위풍당당 부부싸움
그러나 B-HCG 236

수정란을 더 모았다가 이식을 진행할지, 아니면 바로 이식을 진행할지 결정의 갈림길에 섰다. 일단 4개 수정란 중, 2개를 해동하여 2개 배아 이식수술을 진행하기로 했다. 이식이라고 해봤자, 2016년 처음 난임병원을 밟았던 이후 두번째다. 워낙 힘들게 모은 귀한 수정란이다 보니 이 한 번의 이식을 결심하기도 쉽지 않았다. 성공에의 희망보다 실패하면 어쩌지 두려움이 앞섰다. '수정란이 2개나 남아 있잖아.' 하는 긍정적인 생각보다 다시 수정란을 모아야 한다는 막막함이 먼저 앞섰다.

밥 먹고 화장실 갈 때 빼고는 시체처럼 누워 있었던 1차 이식 수술 때와는 달리 2차 땐 무던하게 일상생활을 즐기기로 했다. 따뜻한 음식을 많이 먹고 마시고 여느 때의 평범한 스케줄을 소화해냈다. 난포를 키우기 위해 시시때때로 걸었던 산책길 위에서 얻은 에너지와 마음을 다스리러 갔던 절에 얹고 왔던 수많은 돌에서 얻은 기운, 체질 개선하려 밀가루 음식 대신 보양식 한식으로 채워 넣은 영양들. 몇 달간의 노력의 결실이 이번 이식 결과에 달렸다. 빛을 보느냐, 마느냐. 여기저기 뿌려놓은 점들이 의미 있게 이어져 별이 되는지.

이식 기간 일상생활을 하겠노라고 했지만 마음은 살얼음판을 걷듯, 긴장감 속을 거닐었다. 남편 역시 마찬가지였을 테다. 몇 개월, 근 1년간의 노력이 이식 일주일 동안 좌지우지되는 셈이었으니. 티를 내기엔 행여 부담이라도 줄까 봐 애매하고, 티를 안 내기엔 무관심해 보일까 봐 난처한 상황이었을 것이다. 친정 식구들에게도 마찬가지였다. 그렇게 서로 조심조심 걸음을 내디뎠다.

피검사를 앞둔 2~3일 전, 마침내 일이 터지고 말았다.

1차 이식 때 실패를 안겨줬던 갈색 혈이 묻어나왔다. 화장실에서 심장이 멎는 듯, 발걸음이 떨어지지 않았다. 실수로 살짝 베어 손끝에서 붉은 피를 봐도 쓰라릴 일인데.

이 피의 의미는 무엇인가요.
착상혈일까, 생리혈일까.

1차 이식 때보다 일상생활을 하긴 했지만 무리하진 않았었는데 피를 보고 나서, 무한히도 오가던 생각들. '불안, 초조, 두려움, 공포.' 온갖 부정적인 단어들을 꾹꾹 눌러 담은 채로 화장실 밖을 나왔다. 그런데 불현듯 남편이 사소한 잔소리로 공격해왔다. 이 와중에 눈치 없는 잔소리란. 결국 분노 버튼을 누르고야 말았다. 영화 〈킹스맨〉에서 연달아 터지던 폭죽처럼 분노 버튼 하나로 폭죽들이 펑펑 터졌다. 이에 질세라 신랑은 1년간 응어리져 있던 마음을 수류탄 투하로 터트렸다.

에드워드 엘가의 위풍당당 행진곡이 울려 퍼지는 가운데 집안의 집기들이 하나씩 내던져졌다. '너만 던지느냐,

나도 던질 수 있다.' 결혼 이후 처음으로 살림살이들이 깨져나갔다. 거실 장 한쪽 유리가 깨져나갔고 테이블 위 유리가 터지면서 거실 천장에 생채기를 남겼다. 폭죽은 하나둘 터지기 시작하니 비단 시험관 이슈에서뿐만 아니라 다양한 곳에서 터지기 시작했다. 팬티에 묻은 한 점의 혈이 우리 결혼 생활의 근간을 뒤흔들기 시작했다.

'이렇게는 못 살겠다.' 하던 찰나에 피는 다른 곳에서 또다시 터졌다. 남편은 거실 장 깨진 유리에, 발을 다치고서 선홍빛 피를 뚝뚝 흘리고 있었다. 그제야 위풍당당 행진곡과 폭죽 행렬은 멈추었다. 그 피에 놀라, 갑자기 정신이 들었다. '여보 괜찮아?'

서로 정신을 차리고 보니 뚝뚝 떨어지던 피 사이로 온 집안이 폐허였다. 부부 싸움은 그렇게 끝이 났고 다음 날 있을 병원 피검사는 가지 않기로 결론이 났다. 이혼 도장 찍는다며 법원에 가겠노라며 흥분을 가라앉히지 못했다. 피검사 당일, 건방진 이식 환자는 병원에 전화를 걸어 당돌하게 물었다.

"오늘 피검사 날인데, 이미 생리혈을 봤어요. 오늘 그냥 병원 안 가려고요."

질문도 아닌 통보였다. 전날의 격한 부부 싸움으로 결혼 생활마저 뿌리째 뒤흔들리자 마음마저 너덜모드였던 것이다. 병원에서는 결과를 기록해야 하니 꼭 내원해야 한다고 했다. 초탈한 마음으로, 피를 뽑고선 '검사 결과, 오후에 전화로 결과 확인' 안내는 귓등으로 흘리고선 밖을 나왔다. 화장실에서 봤던 피로 이미 산산조각이 난 마음에, 부부 싸움으로 영혼까지 털리고 나니 이제 허탈함에 눈물조차 나오지 않았다. 어젯밤 우린 그간 신중하게 맞춰왔던 퍼즐 판을 뒤집어엎다 못해 찢어버렸다.

걸음이 느린 아이 때문에 지나가는 유모차를 피해, 놀이 터에서 삼삼오오 모여 있는 엄마들의 눈길을 피해, 죄인처럼 살 수는 없는 노릇이었다. 넉넉지 않은 신혼살림에, 매번 큰 액수의 돈을 쏟아부을 수만은 없는 노릇이었다. 밑 빠진 독이었다. 언제까지 예민한 사람, 눈치 보며 살얼음 판을 같이 걸을까. 남편에게도 못 할 노릇이었다. 이쯤에

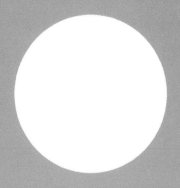

Chapter
5

출산 성공해야
비로소 난임 졸업!

01

임신 5주,
선홍빛 피비침

오랜 기다림 끝, 뜻밖의 결과지를 받았다. 그간 고생에 대한 보상이라고 말하려는 듯, 쌍둥이 임신이었다. 천연덕스럽게 받은 응답에 웃음이 나면서도 걱정이 됐다. 기분 좋은 소식이었지만 그만큼 초기 유산 위험을 고려해야 했다. 임신이 안정될 때까지 난임병원은 졸업할 수 없었다. 출산하는 순간까지 안심할 수 없다. 만에 하나, 잘못되기라도 하는 날엔 다시 난임학교에 입학해야 한다. 이제는 여유 좀 부려보나 했는데, 임신이라는 큰 고개를 하나 넘으니 또 다른 과제를 내어준다.

'어디 한번 잘 견뎌봐라. 착상 단계는 통과다.'

시간은 언제나 그렇듯 느리게 흘렀다. 착상만 잘되면 잔잔해질 거라 생각했던 마음은 여전히 분주했다. 몸은 응당 겪을 수 있다는 증상은 하나도 빠짐없이 겪겠다는 태세로 격하게 반응했다. 과배란 주사에 저반응군이었던 몸은, 입덧 앞엔 고반응군. 차디차던 몸은 처음으로 37도 이상을 웃돌았고, 트지 않았던 방귀를 과감하게 트게 만들었으며 시시때때로 화장실과 주방을 들락거리게 하고 있었다.

먹고 눕고 배출하고 또 채우는 과정의 연속이었다. 그러다 급기야 또 피를 보고 말았다. 예상치 못한 피의 선홍빛은 온갖 증상을 감내하던 인내심에 한계를 가져왔다. 결국 이른 아침 병원으로 향했다. '이 또한 지나가리라.' 어서 단단히 여무는 날이 오길. 이 세상의 모든 엄마들에게, '리스펙트' 하는 마음으로 두 눈을 질끈 감았다. 3월 11일 투명한 강낭콩 모양이 올망졸망 이던 배아 2개는 170cm, 54kg 내 체구, 내 자궁 안에 아기집을 두 개 틀고 저마다의 점을 찍고 나앉아 있었다. 노심초사 예비 엄마와 달리, 평화로웠다.

'엄마, 우리 둘이 손잡고 걸어오느라고 시간이 좀 걸렸어.'

1년 넘게 애달프던 애미 심정은 모르고 태연하게 저마다의 영역을 확보하던 중이었다. 초음파로 마음을 달래고 뚝뚝 감질 맛나게 떨어지는 수액 방울만 하염없이 헤아렸던 한 시간을 보낸 뒤 나갔다. 난임병원을 졸업하기 전까지, 마음을 놓을 수 없었다. 난임병원을 무사히 졸업하고 나서도 일반 산부인과에서 큰 사건 없이 30여 주를 보내야 했다. 아이들을 별 탈 없이 분만하기 전까지, 난임은 끝나지 않는 이슈였다. 아이들을 만나고 나서야 끝이 나는 싸움.

선홍빛 피비침을 보고 나니 '입덧 따위 백만 번 해도 괜찮아. 제발 피만 보지 말자.' 혼잣말이 절로 나왔다.

02

입덧, 먹덧, 토덧

온종일 망망대해 어디 즈음 혼자 떠다니는 느낌이다. 속이 비어도, 속이 채워져도 메스꺼움은 마찬가지였다. 차라리 '채움'을 원칙으로 하고 있었다. 공복 상태가 조금이라도 감지되면 속이 메슥메슥 꿈틀거렸다. 그러다 뭔가를 채워 넣고 나면 이내 잠이 쏟아졌다. 먹고 자는 하루 시간표 사이사이로 빈번하게 입덧이 오갔다.

대체 소화는 언제 시키는 건지. 그러나 다시 배가 고파지는 걸 보면 어디에선가 소화가 되는 건 분명했다. 숨을 거칠게 내쉬다가 어느 포인트에 다다르면 바로 화장실로 직행해야 하는 절정의 순간이 왔다. 변기를 부여잡고 노란

위액을 쏟아내고 나니 눈물이 찔끔 났다. 입덧이란 정말 아이러니한 녀석이었다.

새콤하고 아삭한 비빔국수를 그리워하다 가도 물과 두유만으로도 모든 것을 게워내게 했다. 토덧으로 모든 것을 쏟아내는 일상이 반복되자 물조차 마시기 꺼리는 지경에 이르렀다. 그러다 지독한 입덧 속, 간혹 멀쩡한 순간에 다다르면 그동안 잠재웠던 식욕을 마음껏 발산했다.

낮엔 입덧과 토덧, 먹덧을 오가다 밤에 이르면 불면증이 찾아왔다. 밤새 『생각을 여는 그림』을 읽었는데, 좀처럼 생각은 열리지 않고 잠은 오지 않아 괴로운 밤이었다. 그런 밤들이 많았다.

어서 잠이라도 들게 해주오.

그토록 메이고 싶었던 임신 밧줄이었는데 보름달이 차기까지 기다리는 시간은 예상보다 녹록지가 않았다. 메이지 않았을 때보단 행복한 것임이 분명했지만.

03

임신 10주,
하혈

7~8주 정도에 정점을 찍었던 토덧은 서서히 가라앉는 듯했지만, 중간중간 피비침이 있었다. 하루하루가 조마조마했다. 토를 열 번 하는 한이 있더라도 피는 보고 싶지 않았다. 그런데 10주 차 어느 날, 하혈 모드가 되었다. 10주 3일. 언제쯤 안정기일까.

희망이라는 재료를 통해 시간의 공백을 하나하나 메워나가는 과정이 기다림이라고 한다. 그 공백을 채워야만 오는 게 있고 기다려야만 만날 수 있는 게 있다고 했다. 100주는 더 기다려 가까스로 아이들을 만났는데, 10주가 이렇게도 길 수가 있을까 싶었다. 난임 기간 때보다 더 애가 탔다. 거의 다 잡았다고 생각했을 때 아깝게 놓쳤던 때가 빈번해서였을까.

　매일 아침, 임신 앱을 통해 바뀌는 태아의 캐릭터를 보며 아이들의 모습을 상상했다. 태아들의 상태라 해봤자, 늘 양수 속에서 데굴데굴과 꼬물꼬물 사이였다. 아이들을 만날 생각을 하며 부풀렸던 희망이 하루아침에 푹 꺼져 쪼그라들까 싶어 무서웠다. 아기는 생각보다 강하다는 믿음을 가져야 했다. 임신한 이후로 가장 많은 혈을 보고 나니, 나조차 무너지는 느낌이었다. 마음은 새카맣게 타들어 갔다.

　늘 그렇듯 집에서 병원으로 가는 길이 너무 멀었다. 피비침으로 이미 한 차례 입원, 두 차례의 진료를 경험했던지라 망설여지던 병원행. 어쩔 수 없었다. 아이들을 잃고 싶지 않다는 마음뿐이었다. 피고임이 상당하다고 했다. 일단 입원을 하기로 했다.

　2cm 남짓의 아이들은 여전히 우렁찬 심장 소리로 대답하고 있었다. 10주 5일 차 즈음의 크기로 잘 자라고 있었

다. 참았던 눈물이 주르륵 떨어졌다.

건강하게 잘 자라줘, 제발.

애 좀 태우지 마.

남매둥이 성별 확인

하루하루 조마조마한 마음으로 꽉 채워 14주를 맞이했다. '16주나 돼야 안정기지.' 16주를 간절히 기다리다가도, 이내, '쌍둥이들한텐 안정기가 없지.' 힘없이 주절거리기를 반복했다. 불안한 마음이 깃들 때마다 임신 출산 카페에 들렀다. 끊임없이 드나들던 난임 카페에선, 성공 후기를 하나 남기고 홀가분하게 나와 임신 카페에서 맴돌고 있었다.

임신 카페를 좀 거닐다가, 이내 당분간 보지 않기로 했다. 인터넷에서의 공유되는 경험 정보엔 늘 긍정적인 내용만 있었던 것이 아니라서. 대부분 '쌍둥이는 조산 위험이 그렇게 높다고 하던데.' 걱정을 환기해줬다. "네네, 알다마다요." 비꼬는 말이 절로 나왔다. 마음 같아선 궁금증이나 불안감이 일렁일 때마다 병원으로 가, 심장 소리만이라도 듣고 오고 싶었다. 12~13주 즈음 좀 잦아드나 싶었던 토덧이 몰아닥쳐 주방과 거실 사이 어느 즈음에 토덧을 쏟아내고 말았다. 토덧 뿐이었다. 아이들이 잘 있다는 반증이겠지, 토덧으로라도 위안 삼아야 했다.

날짜를 6월 26일이 아닌 17주 5일로 세던 어느 날이었다. 엄마가 걸으면 양수 안에서 흔들흔들, 둥실둥실하고 있다는 아이들은 156일째를 맞이하고 있었다. 성별이 남아, 여아 남매둥이로 확정된 뒤라, 실은 로또 맞은 듯 기쁜 날을 보내고 있었다. 하루에도 몇 번씩 환호하고 싶은 마음이 들었지만 애써 꾹꾹 누르고 참았다. 이럴 때일수록 더 조심해야지. 이러나저러나 조심, 또 조심해야 한다.

19주 6일째엔 두 번에 나눠서 본다는 정밀 초음파를 보고 왔다. 손가락과 발가락 개수, 눈, 코, 입과 골격을 보고 왔다. 설명을 들어도 딱히 눈에 보이진 않았지만 감격스러웠다. 아이들도 저마다 파이팅 넘치게 성장 중이었다. 엄마가 노심초사하며 하루하루 보내고 있는 동안에도.

먼저 태어난 조카의 손과 발을 들여다보며 배 속의 아이들을 생각했다. 어느새 첫 조카의 발은 내 엄지손가락보다 손가락 한 마디 크기만큼 더 자라 있었다. 어느새 자라 작은 손톱으로 얼굴을 자꾸만 긁기도 했다. 조카에게서 나는 젖 냄새인지 아기 냄새일지 모를 향을 한껏 느끼면서 아이들을 그려봤다. 빨리 만나고 싶었다. 그래도 주 수는 꽉 채워서 만나자며 아이들에게 말을 건넸다.

너무너무 보고 싶지만, 그래도 꼭 정해진 날에 만나자.

그때만 해도 쌍둥이를 39주에 만나게 될 줄 꿈에도 상상하지 못했다. 그건 의사 선생님도 마찬가지였다.

05

22주
정밀 초음파

배가 제법 나오니 조금만 몸을 움직여도 숨이 차올랐다. 임신 선은 분명해지고 배꼽이 사라지기 시작했다. 그 와중에 시시때때로 배가 가려웠다. 튼살크림을 바른다는 핑계로 배를 살살 긁으며 22주를 맞이했다. 22주 5일에 예약돼 있던 진료였지만 22주 2일에 병원에 방문했다. 기다림에, 인내심이 부족한 엄마였다.

초음파 사진을 받아들고 몇 번을 들여다봤다. 엄마 눈에만 예쁘게 보인다는 사진이다. 아이들은 66 자세로 위치도 바뀌고 선둥이, 후둥이 순서도 바뀌었다. 1차엔 손가락, 발가락, 언청이 여부 입술 확인, 척추 등을 2차엔 심장, 위 등 내

장기관을 확인했다. 의사 선생님이 "보이시죠?"라고 물어보셔도, 딱히 엄마 눈에도 잘 보이지 않던 아이들이었다. 어쨌거나 '이상 없음.' 주 수에 맞게 잘 자라는 중이었다.

22주 2일 엄마의 몸무게는 59kg. 아가들은 각각 504g, 508g.

내 안에서 성별이 각기 다른 새 생명이 둘이나 자라고 있다는 사실이 감격스러웠다. 경부길이도 알맞았고 양수 양도 적당했다. 한쪽에만 태동이 많은 것도 걱정이었는데 잘 지내고 있었다. 병원을 나와 다음 검사로 병원을 찾는 날까지 너무도 긴 시간이었지만 엄마 마음만 편히 먹으면 될 일이었다. 식욕을 참지 못하고 마구 먹었던 어떤 날엔 명치 통증으로 괴롭기도 했다. 그래도 일단 많이 먹고 푹 자는 나날을 즐기기로 했다.

06

자연분만을 도모하는 자

푹 쉬고 많이 자야 할 때였지만 불면증은 이틀에 한 번 꼴로 찾아들었다. 밤은 지독히도 길었다. 배가 나오면서 횡격막 기능이 저하되어 폐활량 감소로 이어지는 사례가 많다고 한다. 이렇게 되면 산소 저하 및 혈압강하가 나타나게 되는데, 이런 현상이 지속되면 수면장애가 찾아오기 쉽다.

잠자리에 들었다가도 화장실도 자주 가야 했고 숨을 쉬는 것도 불편해 몸을 어렵게 뒤척거리기 바빴다. 뱃속에서 태아가 점점 자라면서 방광과 폐를 누르게 되니 그렇다고 한다. 임신 후반기에 몸무게 증가와 심리적 요인, 자궁의

팽창, 체내 호르몬 변화 등 이슈가 겹쳐 컨디션이 좋을 리 없었지만 이 또한 상상 이상으로 버거웠다.

태동과 자궁으로 인한 압박감으로 잠을 깊이 자기가 더욱 어려워지는 임신 후기에는 '심스 체위'가 좋다고 한다. 왼쪽 옆으로 누워 왼 다리를 뒤로 구부린 다음 구부린 다리 앞쪽에 베개를 놓고 오른 다리를 베개에 올리는 자세였다. 나름 편한 자세를 찾아 몸을 움직였고 불면증에 좋다는 오일도 뿌려가며 30주의 이슈를 극복해나갔다.

모유 수유를 시작하게 되면 못 먹을 각종 간식도 살뜰히 챙겨 먹었다. 뱃속이 온갖 초콜릿으로 꾸덕꾸덕해질 때마다 아이들이 격한 반응을 보였다. 태동으로나마 안부를 확인했다. 이것저것 챙겨 먹는 와중에 요리 영화로 맛있는 음식들을 더 눈에 담았다. 맛있는 것을 먹고 듣고 보고, 이토록 즐겼을 때가 있었나 싶다. 이렇게 하루하루 지내다 보니, 어느덧 조심하라던 34주가 시작되어 34주 5일째를 맞이했다. 별 탈 없이 지나온 하루하루가 감사했다.

보통 쌍둥이들은 36~37주 사이에 제왕절개로 출산을 한다. 하지만 나는 아이들이 66 자세로 돌아온 이후부터 이미 병원을 옮긴 예비 쌍둥이 엄마였다. 자연분만 시도로 마음을 먹고 쌍둥이 자연분만 의사 선생님을 찾아 나섰다. 만삭의 몸으로, 병원까지 차로 40분을 넘게 달렸다. 주위에선 우려 반, 비웃음 반의 반응을 보였다.

'쌍둥이 자연분만은 너무 위험하지 않으냐.'는 걱정과 '멋모르는 소리 한다.'는 비꼬는 말들 사이에 임산부만 귀를 닫았다. 배는 어느새 많이 나와, 이제 출산해야 할 때가 넘지 않았냐는 우려가 잇따랐다. 나는 괜찮았다. 아이들이 세상 밖으로 나온다는 신호를 줄 때까지 버텨보겠다는 생각뿐이었다.

39주,
유도분만 중지

38주가 되어도 아이들은 신호를 주지 않았다. 동생을 따라 이전에 다녔던 산부인과에 우연히 들렀다가, 담당 선생님께 큰 꾸중을 들었다.

　- 쌍둥이는 주로 36주에 제왕절개로 분만합니다.
　- 지금 38주인데 아직도 버티고 있다고요?
　- 자연분만으로 쌍둥이를 낳겠다고요?

자연분만을 마음속에 품고 있다는 것 자체를 이해할 수 없다는 반응이었다. 새로 옮긴 병원의 담당 선생님 성함을 물었다. 그 화가 새 담당 선생님에게까지 튀었다. 당장 수술

날짜를 잡아야 한다며 노발대발하시던 선생님은, 수화기까지 건네며 보호자에게 당장 연락할 것을 종용하셨다. 예상 외로 격한 의사 선생님의 말씀에 겁이 덜컥 났다. '너희들 생각은 어떠니.' 아이들은 그저 묵묵부답이었다.

보호자의 승인을 핑계로 병원을 나왔다. 걷고 또 걸었다. 나름 안정적으로 걷는 나와는 달리 내 모습을 본 거리의 사람들이 더 아슬아슬한 눈빛으로 나를 바라봤다. 그 뒤로 38주 꼬박, 모든 길은 다 걸어 다녔다. 신혼집에서 친정집까지 1시간 반에 걸쳐 걸었으며 계단이란 계단은 죄다 올랐다. 그렇게 꽉 채워 보낸 일주일 동안에도 아이들은 여전히 반응이 없었다. 그렇게 39주를 맞이했다. 39주 1일에 접어들어서야 제 발로 병원을 찾았다.

유도분만을 시도해보기로 했다. 유도분만이란 스스로 진통이 시작되기 전에 질식분만(자연분만)을 위해 자궁의 수축을 유도하는 과정이다. 임신을 유지하는 것보다 출산하는 것이 산모와 아기에게 득이 될 때 시도한다고 한다. 쌍둥이를 39주까지 품고 있다니. 의료진들 역시 예상보다 오래 엄마 뱃속 생활을 즐기는 아이들에 놀라는 모양새였다. 하지만 이왕이면 마음먹은 대로 자연분만을 시도하고 싶었다.

쌍둥이 출산의 경우, 제왕절개수술로 출산하는 사례가 더 많았다. 위험요소만 없다면 산모의 사망률이나 합병증 발병률, 재정적 부담 등을 고려해, 자연분만을 추천한다고 담당 선생님은 말씀하셨다. 아이에게도, 산모에게도 좋은 선택이라고.

쌍둥이 자연분만에 대한 산부인과 전문의들의 자신감 결여와 적은 분만 경험 횟수 등을 이유로 자연분만보다 제왕절개수술을 선호할 가능성도 크다고 한다. 다행히 새로 찾아간 담당 선생님은 산모와 태아의 상태를 고려해 쌍둥이 자연분만, 출산 성공으로 유명하신 분이었다.

유도분만 전날, 20시에 입원하여 자궁수축검사와 내진을 한 후 질정을 투여했다. 24시부터 물을 포함 아무것도 마시지 않고 먹지도 않았다. 아이들을 만나는 그 길의 끝자락에 드디어 다다랐다고 생각하니 뭉클했다. 유도분만

당일 6시부터는 질정을 제거하고 내진 후 수액을 맞으며 수축검사에 들어갔다. 7시 촉진제를 맞고 진통을 기다리기로 했다. 진통, 진통, 진통. 아무리 기다려 봐도 내가 상상할 정도의 진통 외엔 느낌이 오지 않았다. 여느 생리통 날에의 통증보다 오히려 더 미미할 정도의 아픔이었다.

하늘이 노래지는 고통은커녕, 배가 싸한 느낌 정도로 아려왔다. 다른 침대 옆에선 시름시름 앓는 소리, 주기적으로 소리를 내지르는 소리가 들려왔다. 그 가운데 참을 만한 통증 속, 다소 잠잠하던 내가 있었다. 그래도 수축은 빈번, 2cm 정도 열린 상태라고 하여 분만 대기실에서 가족 분만실로 옮겨졌다. 부끄럽다는 제모와 관장의 굴욕도 반갑게 받아들였다. 14시엔 무통 관을 삽입했다. 하지만 15시, 1차 유도분만 시도가 중지되었다. 진통이 진행되지 않는다고 한다.

너희 대체 언제 나올 셈이니. 갑자기 막막함이 밀려왔다. 고통을 맛보게 해주오, 이제 애가 닳기 시작하는 예비 쌍둥이 엄마였다.

무통주사,
비록 천국은 없었지만

유도분만 시도, 두 번째 날을 맞이했다. 39주 1일째를 맞이하고 나니 가족들 사이에서도 제왕절개의 종용과 우려의 목소리가 들리기 시작했다. 당사자는 오죽하겠어요. 몸무게는 54kg에서 70kg을 훌쩍 넘었다. 두 아이를 뱃속에 담고 있으려니 한쪽에서 다른 한쪽으로 누울 때에도 끙끙 앓는 소리가 새어 나왔다. 유도분만 첫날처럼 촉진제를 투여해봤지만 속 시원한 진통은 걸리지 않았다.

난포를 키우는 과배란 주사에도 저반응군이던 몸은 분만을 돕는 촉진제마저도 반응을 안 하는 모양이었다. 결국 양수를 터트리기로 했다. 확률은 반반이라고 한다. 양수가 터져 자연스럽게 진통이 걸리면 자연분만을 진행하는 것이었고 아니면 아쉽지만 제왕절개로 아이들을 만나는 거였다. 정작 양수를 터트리고 나니 형언하지 못할 고통의 쓰나미가 몰려왔다. 하늘이 노래지는 것, 짐승의 울부짖음과도 같은 소리가 쏟아져 나오는 것, 남편이 옆에 있었다면 머리채라도 잡고 싶은 심정이 되는 것. 드라마 속 출산 고통의 열연이 실제 상황이 되는 순간이었다.

등에 무통 관을 꼽고 무통 주사를 맞았는데도 이런 고통이 느껴질 수 있을까 싶어 남편 대신 옆에 있어 주던 간호사 언니에게 물었다.

"무통 주사를 맞은 거 맞나요?"

불과 6개월 전에 조카를 낳았던 동생이 누렸다던 무통 주사 천국은 어디에도 없었다. '이러다 제가 죽겠어요.' 싶은 아픔만이 있을 뿐이었다.

"무통 주사가 안 듣나 보네요. 다시 놔줄게요."

무통 관을 타고 차가운 주사액이 등줄기를 타고 흘러들어왔다. 무통 주사 2대째. 여전히 무통 주사 찬스는 어디에도 없었다. 유도분만 이틀째 오전에도 진통이 걸리지 않는다는 말에 긴장을 풀고 있던 남편은 서둘러 걸음을 재촉해서 오는 중이었다. 잠시 고통이 잦아들자 평소 좋아하던 빅뱅의 노래를 크게 틀어, 고통을 잊어보기로 했다. 2시간즈음 목이 쉬도록 소리를 내지르고 나서야 남편이 도착했다. 고통을 덜어줄 남편도 아니었지만 눈에서 눈물이 새어나왔다. 순간 욕이 나올 뻔했다.

이제 오면 어쩌자는 거야.

그나마 업무상의 이유로 남편은 아이들과 첫 대면의 순간을 함께 하지 못할 수도 있었다. 의미 있는 인생의 한순간을 나 혼자서, 그것도 온통 고통으로 얼룩진 처절한 순간이라면 혼자 이겨내는 그 시간이 철저히 외로울 뻔했다. 평생 서운할 일이었다. 그런데, 더 신기했던 건 출산의 고통을 남편과 함께 이겨낸다는 마음으로, 남편을 기다렸던 게 아니었다는 점이다. 눈으로 보고 귀로 들어도 상상하지 못할 그런 고통.

말로만 '힘들었다.' 전하면 억울할 것 같다는 생각이 들었다. 아이는 거저 낳았을 거라고 생각할지도 모른다며. 안 보고 안 들으면 평생 상상도 못 할 거라며. 남편의 손을 부여잡았다. 온 얼굴을 일그러뜨리며 온몸으로 고통을 만끽했다. 양수가 터지고 3시간을 꼬박 아파, 아이들을 만났다. 서로 다른 성별의 두 아이와는 7분 간격으로 인사했다. 한 차례 아이를 내보내고 났는데도 아직 또 하나가 남았다니.

첫 번째 아이보다 머리가 더 큰 아들 차례였다. 초음파로도 여러 번 확인했는데도 "손가락, 발가락 있어요?"라는 질문이 왜 나왔는지 모를 일이다. 아이들의 울음소리를 듣고 나서야 몸에 긴장이 풀렸다. 진짜 엄마가 되었다. 이제야 완벽하게 난임병원을 졸업하는구나.

2015년 10월 16일, 난임병원에서 첫 진료를 시작한 이래로 769일 만에 출산으로 난임이라는 단어를 완벽히 털어냈다. 남매 쌍둥이를 39주 품었다가 3.08kg, 2.62kg으로

건강하게 만난 날. 내 인생에서, 나 자신이 가장 자랑스러
웠던 날이었다. 기적 같았다.

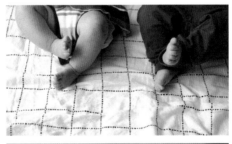

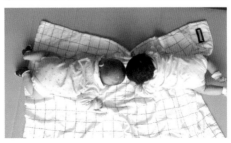

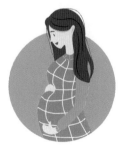

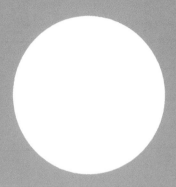

난임 극복 가이드

Q & A

01

난임 검사
꼭 미리 받아야 할까?

우리가 흔히 아는 난임이란, 건강한 남녀가 결혼해 피임을 전혀 하지 않은 상태에서 정상적인 성생활을 하고 있음에도 불구하고 1년이 지나도록 임신이 되지 않는 경우를 말한다.

보통의 경우, 건강한 남성의 정자와 배란된 여성의 난자가 만나 수정이 이루어진다. 이 수정란은 자궁내막에 착상을 시도하는데, 정상적으로 착상이 이루어지면 임신 성공이다. 일반적으로는 피임 없이 관계 시 1년 이내에 70~80% 정도, 2년 이내에 80~90% 임신에 성공한다. 물론 상황에 따라서 하룻밤의 정사로 임신이 성사되는 경우도 있다.

난임의 원인은 개인마다 다르다.

남성	정자 활동성이 나쁘거나 기형 정자가 많은 경우, 정자 수가 부족한 경우
여성	자궁의 노화, 난소 기능 저하, 난자질 저하, 다낭성 난소 증후군, 면역력 저하, 유전적 요소, 자궁경관에서 자궁 내 나팔관으로 지나가야 할 정자가 나팔관 막힘으로 나아가지 못할 경우, 수정란이 막상 자궁내막에 착상하지 못할 경우

이유는 각기 다르지만 어쨌거나 사회생활, 결혼 연령 증가, 스트레스 등으로 인해 난임 인구는 늘어나고 있다.

난임의 여부는, 난임 검사를 통해 알게 된다. 평소 월경 주기가 불규칙하거나 골반염이나 자궁내막증의 병력이 있는 경우, 초혼 연령이 35세 이상인 경우 미리 난임 검사를 받아보는 것이 좋다. 대부분은 결혼하고 나서 자연임신을 시도하지, 특별한 경우가 있지 않는 한 난임 검사를 통해 미리 난임병원을 찾아가는 사례는 극히 드물다.

결혼과 동시에 산전검사를 미리 받는 경우도 있지만, 보건소 산전검사를 통해 난임 여부를 확인하기도 쉽지 않다. 호르몬 검사, 질식 초음파 등 기본검사나 자궁경, 복강경 검사 등 특수검사를 통해 확인하는 난임 검사를 미리 받을 리 만무하다. 남성은 정액 검사·호르몬 검사 등을 통해 정자의 질이나 활동성 정도를 체크해야 한다.

비단 임신 준비를 위한 예비 엄마뿐만 아니라 대부분의 여성에게 산부인과 방문은 쉬운 일이 아니다. 예상치 못하게 난임 이슈를 받아들이고서 임신에 어려움을 겪은 나로선, 주기적으로 받는 산부인과 검사와 미리 받는 난임 검사를 권하는 편이다. 조심스럽게 말을 건네 보지만 대부분 반응은 미지근하다. 예전의 나처럼, 나와는 관계없는 주제라고 생각하거나 도리어 불쾌감을 느끼거나 두 가지 경우다. 따라서 임신 계획이 있는 사람이라면 그 시기가 언제인지 상관없이 산전 검사보다 더 체계적인 방법으로 진행되는 난임 검사를 미리 받아보라고 적극적으로 추천하고 싶다.

친구 따라 엉겁결에 난임 검사를 받아보지 않았더라면 여러모로 시간 낭비, 돈 낭비였을 것이다. 특히 난소 기능 저하 이슈를 가지고 있는 가임기 여성에겐, 시간이 금이다. 지원 금액을 제외하고도 1회 150~200만 원 정도의 비용이 드는데 시간이 지체될수록 그 비용은 더 불어날 테니 말이다. 비용은 늘어나지만 임신 확률은 점점 더 떨어진다.

실제로 시험관 아기 시술을 통한 임신 성공률은 연령에 따라 차이가 있어, 1~2년만 일찍 내원하더라도 임신율이 평균 10~20% 상승한다고 한다. 난임 예방이나 시험관 아기 시술 또는 인공수정의 성공률을 높이기 위해 어찌 됐든 병원을 찾는 시기를 앞당기는 것이 유리하다.

인공수정 vs 체외수정, 어느 방법이 좋을까?

난임 검사를 통해 난임이 확인되면 난임 치료에 들어가게 된다. 인공수정이나 체외 수정(시험관 시술)을 통해 임신을 진행하는 경우가 대부분이다.

인공수정	배란기에 정액을 받아 특수 처리한 후 관을 통해 자궁 속으로 정액을 직접 주입하는 시술이다. 보통 3~4회 정도 시행해 임신이 되지 않으면 시험관 시술로 넘어간다.
시험관 시술	난자를 체외로 채취해 시험관 내에서 수정시키고 수정된 배아인 수정란을 2~5일 동안 배양해 다시 자궁 내로 이식시키는 방법이다.

여성 난관이 모두 막혔을 때, 절제 수술을 받아 양쪽 난관을 모두 잃은 경우, 난관 상태가 좋지 않아 난관 성형 수

술을 받았으나 임신에 실패한 경우, 자궁내막증이 심각한 경우, 남성 정자 수가 부족하거나 운동성이 부족한 경우, 다른 방법으로 모두 임신에 실패한 경우 시험관 시술을 시행한다.

인공수정에 비해 시험관 시술이 더 어려운 과정을 거치기도 하지만, 더 높은 확률을 가지는 듯했다. 실제로 인공수정의 성공률은 약 12~15% 정도다. 시험관 아기 시술의 경우 30% 내외로 알려져 있다. 주변에선 인공수정으로 몇 차례 시도하다, 시험관 시술로 도전하는 경우도 많았다. 이왕 자연임신이 아닌 방법으로 임신을 시도하기 시작했다면 보다 적극적인 방법으로 대응하는 것도 좋은 방법 같았다.

시험관 시술을 통해 임신 및 출산한 아이들을 양식장에서 얻은 아이들이라고 폄하하시는 옛날 분들도 더러 있었다. 어떤 과정을 거쳤든, 생명은 고귀하다. 세상은 아름다운 은유로 넘쳐나는데 굳이 생명 탄생의 한 과정을 양식장에 비유할 필요가 있나 싶다. 저마다의 사정으로 시험관

서 그만두는 게 서로를 위해서 좋지 않을까 하는 생각이 일렁였다. 임신 이슈를 떠나, '우리 서로에게 플러스가 되는 결혼일까.' 엉뚱한 데까지 폭죽의 파편이 뻗쳐있었다. 아이 갖으려다 이혼할 각이었다. 그러던 찰나, 병원에서 전화가 왔다.

"3월 17일 피검사 결과 B-HCG 236입니다."

0.1만 기억하던 내게, 뭔지 몰라도 236이라는 숫자는 희망적이었다. '성공했네요. 피검사 수치가 2배나 높아요.' 성공이라는 말에, 피검사 수치가 2배라는 말은 들리지도 않았다. 수치고 뭐고 일단 성공이면 그것으로 된 것이다. 그리고 일주일 뒤 2차 피검사 결과 수치 643, 태낭까지 확인했다.

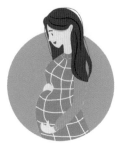

시술을 통해 아이를 만나는 거지만 그 길 위에 자괴감과 두려움 등이 서린 눈물을 숱하게 흘렸을 테다.

한 송이 꽃봉오리를 틔우기 위해 얼마나 많은 비를 맞고 우박과 천둥을 피해왔을지 겪어보지 않은 사람들은 모른다. 아무런 준비 없이 아이들을 만나 때론 무책임하게, 때론 폭력으로 대하는 나쁜 부모들은 각성할 일이다. 당신들이 함부로 대하는 그 아이들을, 간절히 바라고 또 바라는 사람들도 있으니까.

03

알아두면 유용한
정부 지원과 혜택은?

난임 시술비를 정부 지원 사업을 통해 신청할 수 있다. 법적 혼인 상태에 있거나 신청일 기준 1년 이상 사실상 혼인 관계를 유지한 것으로 관할 보건소로부터 확인된 난임 부부라면 신청 가능하다. 중위소득 기준에 따라 지원 금액이 달라진다. 시술 본인부담금이나 비급여 일부를 지원받을 수 있다. 시술비가 지원되는 횟수는 지역에 따라 다른데 신선배아 7회, 동결배아 5회, 인공수정 5회다.

보건복지부에 따르면 신선배아 체외수정 1회 최대 지원액(만 44세 이하 기준)은 기존 50만 원에서 1~4회 최대 110만 원으로 늘어났다. 반대로 인공수정은 1~3회 50

만 원에서 30만 원으로 줄어들었다. 동결배아 체외수정은 1~3회 최대 50만 원을 지원받을 수 있다. 시/군/구 및 보건소에 방문하여 상담을 진행한 후 서비스를 신청한다. 국민건강보험공단을 통해 보험료 확인, 6개월 이내 발급받은 난임 진단서, 신분증 등이 필요하다. 이후 관련 기관에서 심사를 거쳐 대상자에게 적절한 시술비 범위를 확정한다.

이전엔 그런 혜택이 없었지만 또 지역에 따라 한의원에서도 첩약 및 침 치료비용 등을 지원받을 수도 있다. 의료 환경이 취약한 지역의 보건소에서 난임 주사를 맞는 등 난임 지원 범위가 확대되는 추세라 점점 난임 부부를 위한 지원 및 혜택이 늘어나고 있다.

보통의 신혼부부에게 난임 시술이란 고행의 길이다. 주머니 사정이 두툼하지 않다면 더욱 그러하다. 난임 여부를 위해 받는 나팔관 조영술과 정자 검사 등의 난임 검사 비용에서부터 소파수술, 난포를 키우는 과배란 주사 비용, 정액과 난자 채취 및 신선배아 냉동 보관, 수정란 이식 등 거치는 과정 과정마다 상당 금액의 진료비가 뒤따른다. 비용이라도 넉넉하다면 마음이 한결 가벼워질 텐데.

 나 역시 병원을 나올 때마다, 병원에서 나와 다시 약국으로 들어갈 때마다 마음이 무거웠다. 병원 진료비용도 그랬지만 주사 등 약제비, 부가적으로 챙겨 먹어야 할 영양제 비용 등 모든 게 다 돈이었다. 기본적으로 육체적인 고통스러움이 따르는데, 경제적 비용으로 인한 스트레스가 더해지는 꼴이다. 언제까지라는 기약마저 없으니 더 답답할 노릇이었다. 그래서인지 자연임신으로 건강한 아이를 출산한 사람들을 보면 나도 모르게 '복 받았다.'라는 말이 새어 나왔다.

 시험관 시술을 통해 건강한 아이들을 한꺼번에 둘 낳은 나 역시 복 받은 사람이었지만, 시험관 시술의 길은 다시 걷고 싶지 않은 어둠의 터널이었다. 큰돈을 주고 걷지만 멋진 풍경을 내어주는 여행길이 아니었다. 터널의 끝, 이야기의 결말을 알려주지도 않는 불친절한 길이기도 했다. 넷플릭스로 재미있는 영화를 보다가도 결말이 궁금해져 중간에 검색을 해볼까 몇 번을 망설이기도 하는 사람에게 말이다.

04

병원은 어떻게 선택해야 할까?

빠른 기간 내 난임 시술에 성공하는 방법은 무엇일까. 임신 및 출산의 길로 빨리 접어드는데 단연 중요한 것은 난임 시술 의료 기관의 선택이다. 난임 부부들은 지인에게 추천을 받거나 난임 카페나 블로그 글을 통해 얻은 정보로 대부분 병원을 선택한다. 그런데 막상 객관적으로 뒷받침 되는 자료가 없어 막막할 때가 많다.

먼저, 보건복지부가 지정한 난임 시술 의료기관이라고 할지라도 난임 시술 성공률 등의 정보를 제공하는 병원들 은 많지 않다. 예전 보건복지부의 난임병원 임신 성공률 조사에 따르면 한 번도 임신에 성공하지 못한 곳이 27곳,

성공률이 10%에도 못 미치는 병원은 59곳이었다고 한다. 이 결과도 2017년도의 결과 공개 내용일 뿐이다. 요샌 병원들의 반대에, 평가 공개가 이루어지고 있지 않은 추세다. 병원 정보 공개에 대한 부작용이 더 크다는 점이다. 블로그나 카페에서 얻는 정보들은 대다수, 병원 홍보를 목적으로 작성된 관계자의 글인 경우도 많다. 지인 추천은 지극히 개인적이다.

결국 온라인이든 오프라인이든, 발품을 팔아, 정보를 취합한 후 병원을 선택하는 건 난임 시술자의 몫이다. 병원을 잘 선택하고 의료진의 처방을 믿고 따라야 하는 수밖에 없다. 더러 과잉 진료로 검사나 영양제 등을 권하는 병원들도 많으니 주의해야 한다. 병원마다 천차만별인 추가 검사 비용 등도 어느 정도 고려해야 한다.

그래서인지 난임 카페나 블로그 글에서 개인이 작성한 실제 성공사례가 많은 병원에 환자들이 몰리는 상황이다. 여러 개의 성공 후기를 섭렵하게 된다. 가장 좋은 건, 난임 카페 가입과 활동, 지인 추천 등의 다양한 채널을 통해 자기와 맞는 병원을 선택하는 것이다. 카페 활동을 통한 너무 많은 양의 정보 취합은 도리어 스트레스를 유발할 수도 있을 테지만 적당한 정보 취합의 과정은 필요하다. 자신과 비슷한 사례를 가진, 성공 경험을 분석하고 자기만의 방법을 찾는 것도 필수적이다.

여러 성공사례를 취합하고 병원의 브랜드 평판 등을 고려해 병원을 정한다. 나 역시 가족의 추천으로 병원 한 곳, 검색을 통해 찾은 병원 세 곳을 전전한 끝에 나와 맞는 병원을 찾았다. 병원을 옮기는 것 자체가 부담스러운 일이라 처음부터 자기와 맞는 병원을 만난다면 더 좋다. 다른 병원으로 옮길 경우 검사부터 다시 시작이기 때문이다. 배아 채취 및 동결, 보관 등의 절차를 처음부터 다시 밟아야 하기에 부담이 크다.

의료진의 시술 영역 외에, 믿고 의지할 수 있는지 정서적인 교감도 중요하다. 내가 임신에 성공했던 마지막 C 병원은, 모든 게 절묘하게 잘 맞았던 그런 병원이었다. 한의원 역시 마찬가지였다. 한 번도 과배란 시술에 성공하지 못

했기에 대구, 부산, 서울 등 여러 병원을 거쳐 마지막 병원을 만났다. 내게 난자 채취를 가능케 했던 병원. 수정란 이식 성공으로 난임병원 졸업장을 안겨준 병원이기도 하다.

병원의 처방이 옳은 판단이었겠지만, 담당 선생님은 적당한 거리에서 정서적으로 안정감을 주신 분이기도 했다. 환자와의 진료, 면담 시간에 사무적으로 서두르지 않아서 좋았고, 적절한 진료 처방 외에도 적극적인 수용 그중에서도 '듣기'로 마음을 편하게 해주시던 분이기도 했다. 진료 시간에 시험관 시술과 관련된 내용 외에도 난 선생님과 다른 이야기도 이따금 편하게 나누었다. 대부분 해외 자원봉사와 관련된 이야기였다.

한의원 선생님도 나에게 불교대학을 추천해주시기도 했지만 침이나 뜸 시간에 이런저런 도움 되는 이야기들도 자주 해주셨다. 두 분 다 내게 슬기로운 난임생활에 있어 '귀인' 같았다.

05

일 병행 vs 시험관 시술 매진

인공수정이나 시험관 시술에도 각기 다른 사정이 있다. 난임 판정 원인부터 시술에의 반응 정도, 진료비를 감당할 능력 등 각기 다르다. 절박함의 정도도 마찬가지다.

나는 난임 판정을 받고 난 뒤에도 난임이라는 상황을 받아들이지 못했다. 난임병원까지 가는 데만 6개월 이상이라는 시간이 걸렸다. 현실을 직시하지 못한 건 엄마도 마찬가지였다. 딸이 내미는 과학적인 난소 기능 수치 앞에, 여전히 '마음 편하게 먹으면 다 된다.' 비과학적으로 조언했으니까.

젊은 당사자가 받아들이기에도, 나이 든 주변인의 관점

에서 받아들이기에도 쉽지 않은 주제임엔 분명했다. 이럴 때 결단력이 필요하다. 당사자에겐 자신의 상황을 객관적으로 바라보는 현실 자각 능력이 필요하고 실행에 옮기는 빠른 대처능력이 필요하다. 나처럼 난소 기능 저하의 문제를 가진 사람에겐 더더욱 그러했다. 비단 난소 기능 저하 문제가 아니더라도 임신을 계획한 이상, 아이를 갖고 낳겠다고 마음먹은 이상, 어떤 이유로든 난임의 이슈를 받아든 이상 시간은 중요한 문제다.

경력 관리도, 경제 활동도 중요한 시기였지만 내 현재 상황에선 임신에 매진하는 것이 가장 중요했다. 0.87이라는 난소 기능 수치가 이 상황, 저 상황 배려해줄 것 같지 않았기 때문이다. 비록 난임병원을 밟는 데까지 시간은 조금 걸렸지만 시술을 시작한 이후로 잠시 쉬어가는 타이밍을 제외하곤 난 끊임없이 질주했다. 일을 그만두고 나서의 자괴감도 있었지만 그건 근시안적인 고민에 불과했다. 지금 당장, 내 위치에서 최선이 무엇인가 생각했다. 결론적으로 일을 그만두고 시험관 시술에 매진했던 건 현명한 선택이었다.

돌이켜 보건대, 말도 많고 관심도 많은 직장 내에서 시험관 시술을 이슈로 잦은 조퇴와 외출은 쉽지 않았다. 일을 그만두면서 직장 내에서의 무성한 이슈 트랩에서도 벗어났다. 어떻게 외출을 하지, 조퇴를 또 해서 어쩌지 전전긍긍할 필요도 없었다. 당장 경제적으로 쪼들리는 상황이 되긴 했지만 마음만은 편히 시술에 임할 수 있었다. 훗날 임신이 안 되어 더 지출할 수 있는 진료비나 가중될 스트레스 등을 고려하면 기회비용도 좋았다. 모두 개개인의 선택이다.

직장을 다니는 상황에서도 얼마든지 주어진 상황 내에서 속도를 낼 수도 있다. 직장을 그만두느냐, 안 두느냐의 문제가 중요한 게 아니다. 얼마나 지치지 않고 적극적으로 시술에 임하느냐가 중요한 포인트다. 블로그에서 만난 이웃은, 직장을 다니면서 총 6번의 이식을 쉼 없이 진행했다고 한다. 나만큼의 난소 기능 저하 수치는 아니었지만, 냉동시킬 만한 배아는 없어 수정란 창고는 넉넉하지 못한 상황이었다. 결국 이웃은, 거듭된 시도 끝에 직장 생활과 임신 출산 성공 두 마리 토끼를 잡았다. 어쨌든 선택과 집중이 가장 중요한 키워드인 분야임엔 분명하다.

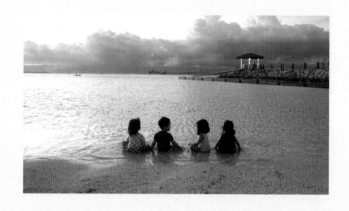

짧다면 짧을 난임 일기를 육아를 시작한 지 1,000일을 앞두고 나서야 주섬주섬 써보았습니다. 1,000일이 채 안 된 난임 기간이지만 녹록지 않은 시간이었어요. 임신과 출산, 육아의 언덕을 숨 가쁘게 거닐다 되돌아보는 길이라 이제는 둔감해졌을 거라 생각했는데, 이쯤 되면 난임의 상처를 털었다고 생각했는데, 시시때때로 눈물이 났습니다.

의미 있는 시간이었지만 다시 돌아가고 싶지 않은 길. 지금은 웃으며 추억해보지만 하루하루 지옥 같았던 나날들.

오지 않는 아이를, 먼발치에 서서 하염없이 기다리는 그 시간이 지독히도 외롭고 힘들었습니다. 그래서 지금도 감정적으로 받아들이게 되는 난임 일기랍니다.

지극히 주관적인, 개인적인 난임의 기록들이지만 적어도 당신의 난임 일상이 제 감정적인 기록들을 통해 외롭지 않길 바랍니다. 자괴감과 실망감을 온몸으로 겪을 그대들이 덜 아프길 바랍니다. 제 지난날의 불안과 우울감을 관찰하면서, 웃게 될 훗날을 기약하길 바랍니다.

'위로는 헤아림이라는 땅 위에 피는 꽃.' 감히 위로를 건넵니다. 헤아리려야 헤아릴 수 없을 사사로운 고통일 테지만 말입니다. 감히 마음 편히 먹으라고, 난임이라는 단어에 너무 깊이 빠져들지 말라고 조심스레 건네 봅니다.

제가 난임 기간에 가장 듣기 싫어했던 말, 가장 격하게 반응했던 말인데 말입니다. 하지만, 지나서 돌이켜보니

한 발짝 물러서서 즐겁게 꾸려보마 했던 일상들에 위안을 받았습니다.

끝으로, 감사하다는 말씀을 전합니다.

기약 없던 어둠의 터널을 함께 걸어준 이에게,

손끝만 대어도 격하게 반응하던 저를 묵묵히 바라봐주던 가족들에게,

긍정의 기운으로, 응원해주신 시댁 식구들께,

척박한 땅 위에서도 단단히 뿌리를 내려, 건강하게 찾아와준 아이들에게.

지난한 그 길을 쉼 없이 내달렸던 저에게.

제 글들이 누군가에게 읽히는 책이 될 수 있도록 기회를 주신 이담북스 출판사 모든 분께도 고맙다는 말씀드립니다.

2020년 11월

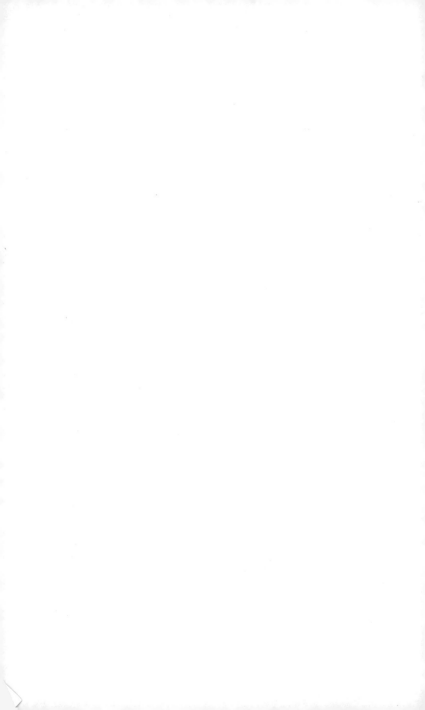